Renate Sültz & Uwe H. Sültz

Bauernhof der Tiere

Was sie erleben und erzählen

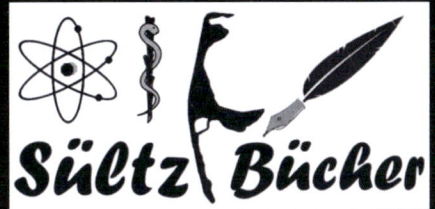

Bibliografische Information durch die Deutsche Nationalbibliothek

Die Deutsche Nationalbibliothek verzeichnet diese Publikation in der Deutschen Nationalbibliografie; detaillierte bibliografische Daten sind im Internet über http://dnb.dnb.de abrufbar.

© 2019 Renate Sültz & Uwe H. Sültz

Herstellung und Verlag:

BoD – Books on Demand, Norderstedt

ISBN 9-78374-9-42064-3

R B O G W S

7 9 4 2 6 1 9 2 3

Q R P A V L Y Z A Z

1 4 6 8 2 9 5 3

W B K O L D S W A

5 8 4 2 1 0

A H K O P T

Inhalt:

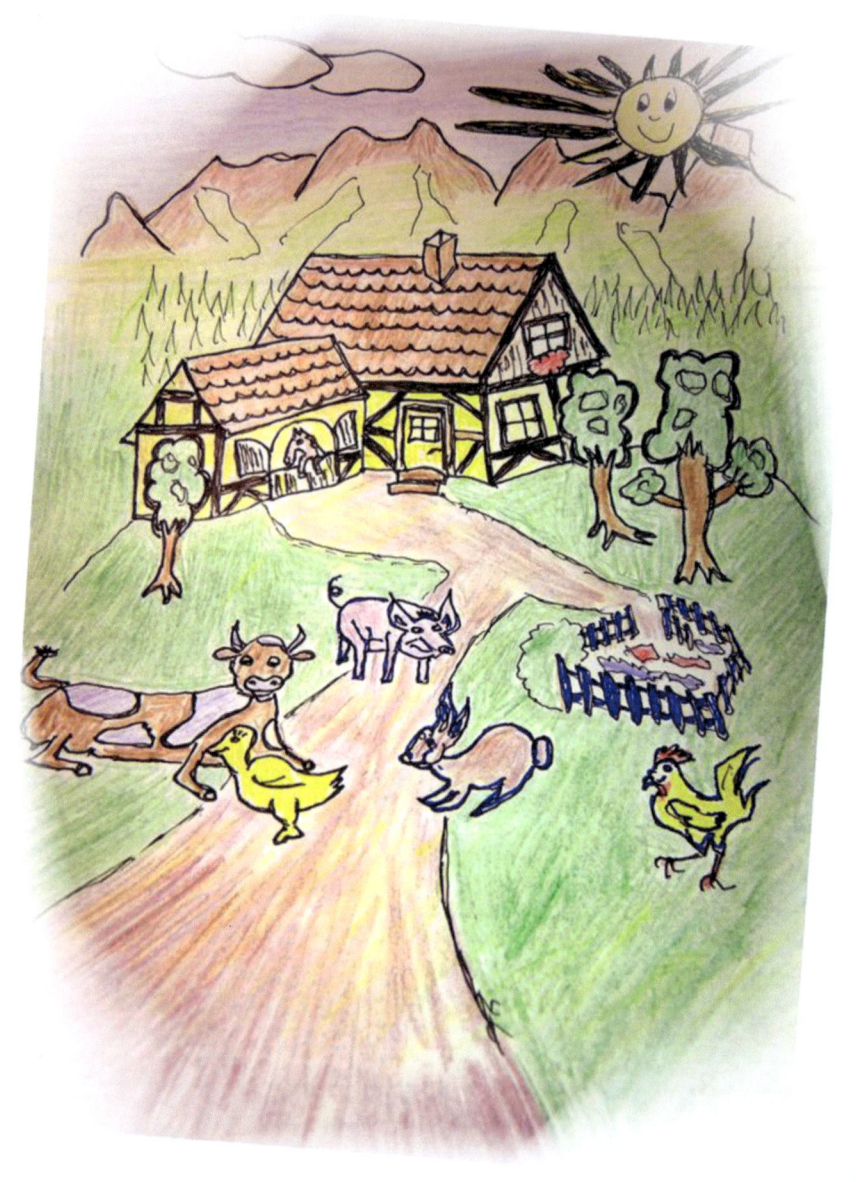

In einer alten Scheune, in den Bayerischen Alpen, lebten auf einem Bauernhof mehrere Tiere zusammen. Im Laufe vieler Jahre hatten sie Freundschaft geschlossen und waren unzertrennlich. Da war zum Beispiel Holger. Er war ein altes Pferd, dem der Bauer sein Gnadenbrot gab. Seine Arbeit als Ackergaul konnte er nicht mehr erfüllen. Die Gelenke schmerzten und die Hufeisen an seinen Füssen konnte er kaum noch ertragen. Doch Holger war nicht alleine mit seinem Elend. Marga, die Gans, gehörte auch dazu und Karin, die Katze. Aber auch Richy, die Schildkröte, und Cornelia, die Spinne, waren seine Freunde. Alle hatten schon ein gewisses Alter auf dem Buckel. Bauer Nielsen hatte eben ein Herz für Tiere und sie sollten es bei ihm so gut wie möglich haben. Katze Karin saß meistens auf einem Heuhaufen, denn sie konnte von dort oben alles gut überblicken. Sie schnurrte glücklich und gab sich mit einem kleinen Mäuschen zufrieden. Früher, da war kein Kleintier vor ihr sicher. Nun wollte sie nur noch ihre Ruhe haben.

Richy war eine alte Schildkröte. Der Sohn des Bauern Nielsen verfrachtete sie, als sie schon sehr alt war, in den Heuschuppen. Trotzdem ging es ihr gut. Sie bekam das beste Futter, so wie alle anderen Tiere auch, die hier noch ihr Gnadenbrot bekamen. Richy war die Älteste in der Runde. Nun, wenn man bedenkt wie alt diese Tiere werden können, war sie eigentlich noch recht jung. Trotzdem hatte die Schildkröte keine rechte Lust mehr auf das Meer.

Die kleine Spinne Cornelia saß schon seit vielen Jahren auf einem Holzbalken, etwas abseits von den anderen. So konnte sie mit ihren großen Augen alles gut beobachten. Sie war, wie alle Spinnen, sehr lieb.

„Ich habe eine Idee.", meinte Holger, das Pferd. „Wir alle haben in jungen Jahren viel erlebt. Wir können doch unsere Geschichten erzählen.", sagte er voller Begeisterung. „Au ja!", riefen alle fast gleichzeitig und mit Freude. „Wer fängt denn mit einem schönen Jugenderlebnis an?", fragte Karin, die Katze. „Ich.", rief Holger und fing an zu erzählen.

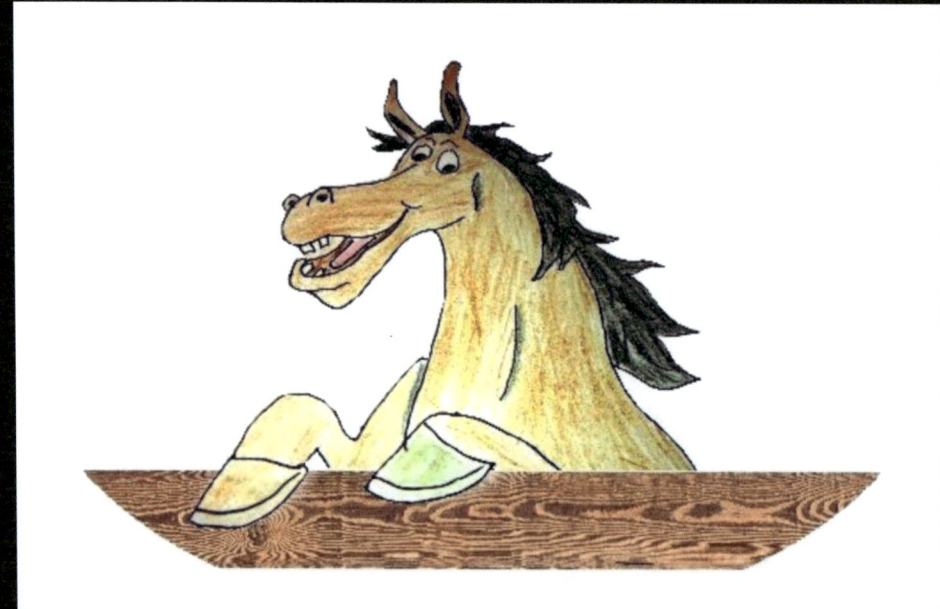

„Nun ja, vor vielen Jahren war ich schon ein tolles Pferd, das muss ich wohl sagen.", lachte er. „Bauer Nielsen war stolz auf mich, wenn ich mit erhobenem Haupt den Acker pflügte. Tag für Tag und Jahr für Jahr erledigte ich meine Arbeit gewissenhaft. Eines Tages, es war sehr warm und meine Gelenke machten sich etwas bemerkbar, lies sich der Pflug nicht mehr ziehen. Er blieb einfach stecken.", erzählte Holger mit Eifer. „Nichts ging mehr. Mir lief der Schweiß herunter, aber ich machte weiter.", sagte er. „Was denkt ihr wohl, was plötzlich zum Vorschein kam?", flüsterte Holger geheimnisvoll. „Ja, was denn, erzähl schon weiter.", riefen alle.

Holger fuhr fort mit seiner Erzählung und beschrieb, wie erstaunt Bauer Nielsen war, als er auf dem Acker eine ganze Menge Goldmünzen liegen sah. Sie waren aus der Römerzeit und dank Holger wieder ans Tageslicht gekommen. „Da ich dem Bauern so viel Glück gebracht hatte, belohnte er mich mit goldenen Hufeisen und ein lebenslanges Wohnen auf seinem Hof.", sagte Holger mit etwas Wehmut in seiner Stimme.

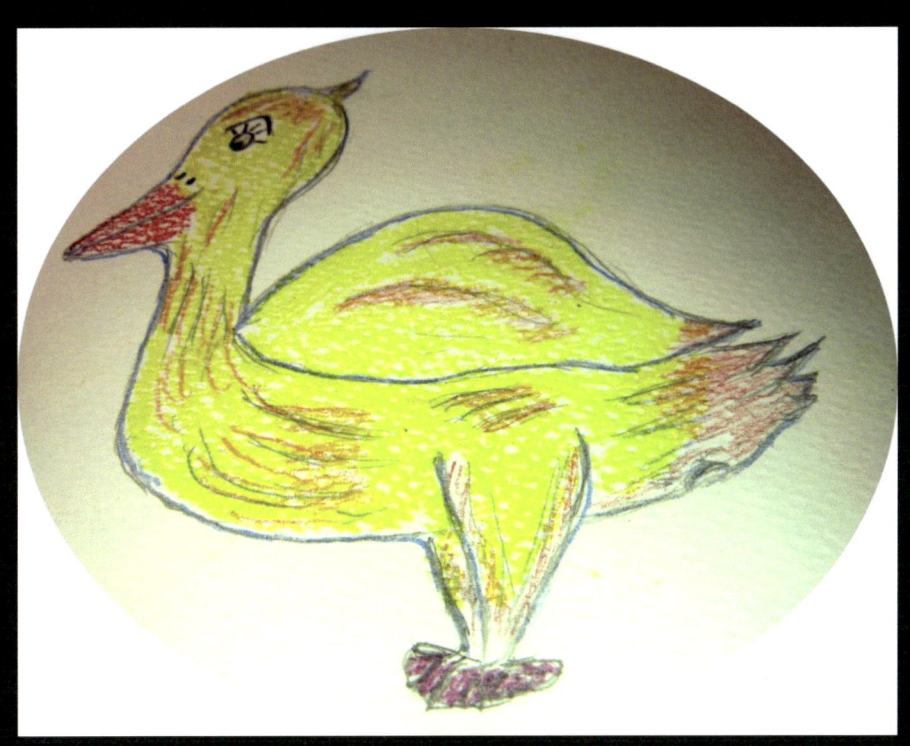

„Jetzt bin ich dran.", rief Marga die Gans
und fing an zu erzählen: „Gänse gab es sehr
viele bei Bauer Nielsen. Hin und wieder zu
Weihnachten kamen Leute, die sich eine
Ganz für das Fest aussuchten. Ich war
jedes Mal sehr traurig, wieder eine

Freundin verloren zu haben. Tja, aber so war es nun mal, ich konnte da nichts machen.", sagte Marga.

Sie erzählte weiter: „Ich glaube der Bauer mochte mich besonders gut leiden, denn immer wenn er mit dem Auto in die Stadt fuhr, um Einkäufe zu erledigen durfte ich mitfahren und vorne auf dem Beifahrersitz platznehmen. Ich war wohl schon eine Prachtganz. Meine Federn waren schneeweiß und gerade mein Gang. Immer wenn eine Ganz verkauft werden sollte, viel der Blick zuerst auf mich."

Bauer Nielsen sagte dann immer: „Um Gottes Willen, Marga verkaufe ich nicht, denn wenn ich sie nicht hätte, würde ich krank vor Sehnsucht."

„Da ich noch recht jung und eigenwillig war, lief ich meinem Bauern stets hinterher.", sagte die Ganz.

„An einem Samstagmorgen fuhren wir wie immer in die Stadt und machten vor dem Krämerladen von Gustav Hinrichsen halt. Gustav verkaufte alles Mögliche und hatte für jeden etwas in seinem kleinen Laden anzubieten.", erzählte die Ganz eifrig.

Alle hörten gespannt zu und riefen: „Erzähle schon, liebe Marga, und was geschah dann?" „Nun ja, es passierte etwas, was eigentlich unmöglich war.", sagte Marga. „Ich wartete wie immer im Auto und als der Bauer in seinen Wagen stieg, lag auf dem vorderen Sitz, genau unter meinem Bauch, ein riesiger Diamant.", redete Marga fleißig drauf los. „Bauer Nielsen betrachtete diesen Stein als sein Eigentum, da er doch tatsächlich glaubte, dass dieser Stein aus meinem Allerwertesten gerollt kam." Alle mussten schallend lachen und die Stimmung im Stall war toll. „Was habe ich nur für eine außergewöhnliche Ganz.", sagte der Bauer.

„Zum Dank dafür darf ich nun bis an mein Lebensende, bei guter Verköstigung, hier auf dem Hof bleiben.", fügte Marga noch hinzu. „Er schenkte mir einen goldenen Futtertrog und einen goldenen Ring, den ich um meinem Fußgelenk trage.", sagte sie.

„Das war aber eine tolle Geschichte aus deiner Jugend, Marga, und vielleicht kam dieser Diamant ja wirklich aus deinem Hinterteil.", sagte Holger und alle lachten.

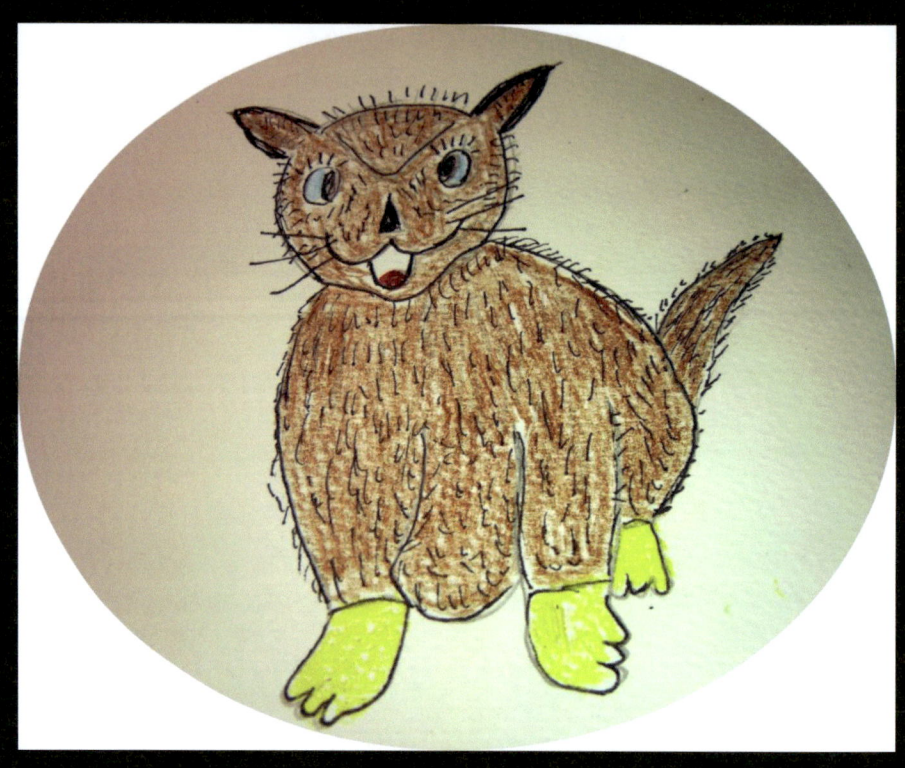

„Nun bin ich an der Reihe!", rief Karin. Sie war immer noch eine sehr schöne Katze. Karin hatte ein schwarzes Fell, weiße Pfoten und ein weißes Köpfchen.

Auch Karin hatte schon ihr Alter auf dem Buckel. Sie fing an zu erzählen:

„Ich war noch sehr klein, als meine Mutter mich einfach mitten im Winter in einem Kellerraum alleine ließ. Dort brachte sie auch meine Geschwister zur Welt. Ich weiß nicht, was aus ihnen geworden ist. Meine Mutter machte sich aus dem Staub und ließ mich alleine in diesem finsteren Loch. Wenn ich nicht verhungern wollte, musste ich losziehen in die weite Welt." Sie redete weiter: „Also machte ich mich auf und tapste unbeholfen durch den Schnee. Meine Pfoten waren schon ganz taub vor Kälte. Plötzlich kam ich zitternd an dem Bauernhof des Herrn Nielsen an. Es war genau zu Heiligabend. Die Wohnungstür stand etwas offen und ich nutzte die Gelegenheit und huschte hinein. Niemand sollte mich sehen und ich versteckte mich in dem riesigen Tannenbaum der Familie. Mein kleiner Kopf ragte, neugierig wie ich war, aus der Mitte des Baumes heraus. Ein leises „Miau" ließ Sven, der Sohn des Bauern aufmerksam werden." „Oh schau mal Vati, ein lebendiges Kätzchen schaut aus dem Weihnachtsbaum heraus.", jubelte der kleine Junge. „Ach, ich freue mich ja so!" rief er. Bauer Nielsen hatte seine Frau während der Geburt von Sven verloren und musste ihn alleine großziehen. Der Bauernhof warf damals noch nicht so viel Geld ab, sodass er seinem Sohn so manchen Wunsch nicht erfüllen konnte. Jedenfalls brannten auf einmal an diesem Heiligabend alle Kerzen an dem tollen Baum, so wie von Geisterhand gesteuert. Sie erstrahlten in einem eigenartigen, aber schönen Glanz. Es lagen, wie hingezaubert, liebevoll eingepackte Geschenke unter dem Baum. Die Schleifen waren so gebunden, wie es auch Frau Nielsen immer getan hat. Es klingt wie ein Wunder. Karin erinnert sich wie Sven begeistert rief: „Vati, Vati, wo kommen denn plötzlich all die vielen Geschenke her?" Der Vater antwortete: „Ich weiß es nicht mein Sohn, aber so einen schönen Heiligabend hatten wir schon lange nicht mehr. Ich glaube fasst, das Kätzchen hat etwas damit zu tun." Der Bauer umarmte seinen Jungen und beide weinten vor Freude. „Darf ich denn nun das Kätzchen behalten, lieber Vati?", fragte das Kind. Bauer Nielsen war einverstanden und zur Belohnung durfte Karin für immer auf dem Bauernhof bleiben. Alle Tiere im Stall waren still. Keiner traute sich etwas zu sagen. Bevor der Nächste seine Geschichte vortragen konnte, vergingen ein paar Minuten, denn sie mussten erst einmal

richtig darüber nachdenken, was sie gerade
erzählt bekamen.

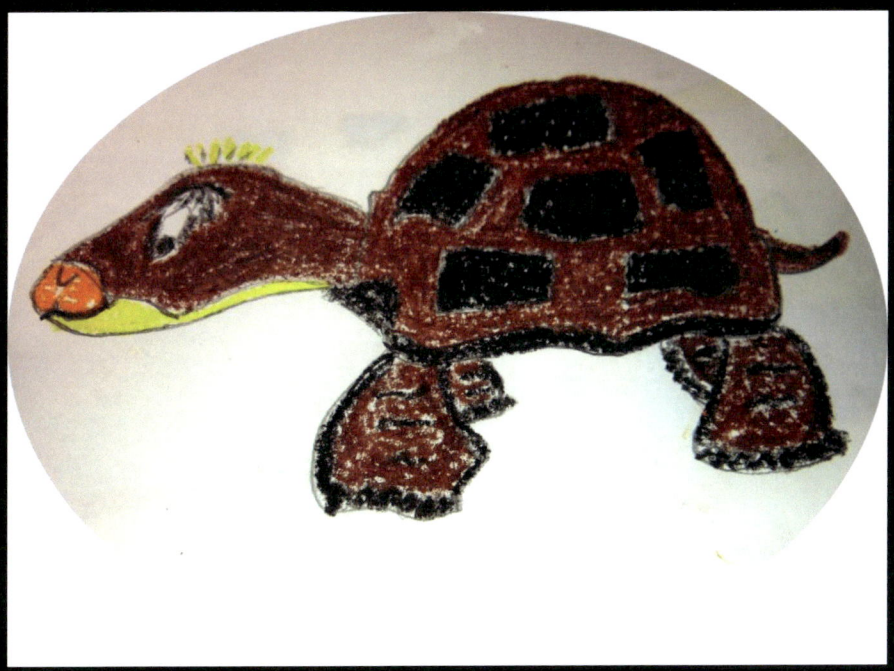

„Jetzt bin ich dran!", rief die Schildkröte
Richy und fing an zu erzählen: „Ich war noch
winzig klein, genau wie Holger, der Sohn
des Bauern." Sie fuhr fort: „Na ja, ich saß

als Baby in einem Terrarium im einzigen Zoogeschäft der Stadt, irgendwann kam Herr Nielsen mit seinem Sohn Sven vorbei. Eigentlich wollte er nur Fischfutter für seinen Karpfenteich kaufen. Doch es kam ganz anders. Jedenfalls schielte der Kleine ständig zu mir herüber und drückte seine Nase an die Scheibe meines Gefängnisses." Richy erzählte weiter: „Ich war noch ein Winzling und wünschte mir sehnlichst etwas Liebe und Zuwendung. Jedenfalls gab der Kleine keine Ruhe, unbedingt wollte er mich haben.", sagte Richy. Herr Nielsen wurde aufmerksam und nach langem hin und her, nahm der Inhaber des Ladens die

Schildkröte aus dem Terrarium und setzte sie in ein Pappkistchen, welches er auf den Ladentisch stellte und sagte: „Nun hast du ja endlich dein Tierchen bekommen, Sven, und pass gut darauf auf." Voller Begeisterung rief der Junge: „Vati, Vati darf ich die Schildkröte Richy nennen?" Der Bauer antwortete mit einem Grinsen im Gesicht: „Ja sicher, nenne sie wie du es willst."

„So kam ich zu Bauer Nielsen und war viele Jahre der Spielkamerad des Jungen, bis er erwachsen wurde. Überall nahm er mich mit hin, sogar in den Schulunterricht.", sagte Richy.

Sven erzählte einmal seinen Schulfreunden während des Unterrichtes: „Seit ich Richy habe, haben sich meine Schulnoten erheblich verbessert, ich bin sogar davon überzeugt, dass diese Schildkröte Zauberkräfte hat."

„Als er dann ein junger Mann war, richtete er mir hier zwischen euch eine gemütliche Ecke ein mit einem kleinen Holzverschlag, indem ich mich zurückziehen konnte.", sagte Richy. Alle hörten gespannt zu und sagten: „So hatte wohl jeder von uns in seiner Jugend ein tolles Erlebnis."

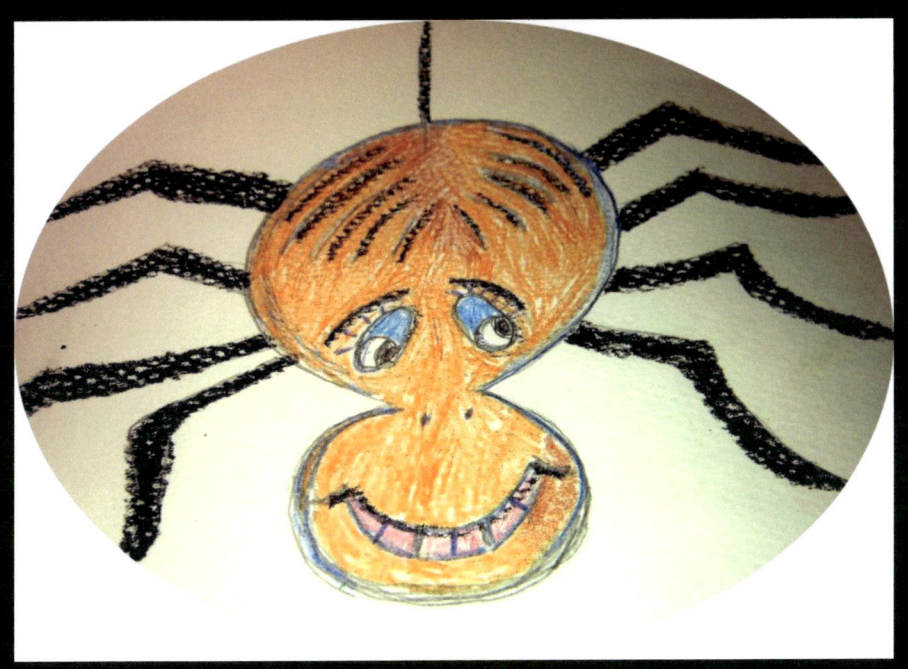

Nun meldete sich die Spinne Cornelia zu Wort. „Hört bitte auch meine Geschichte, liebe Freunde, denn auch ich hatte in der Jugend ein Erlebnis. Es war für mich und Sven, dem Sohn des Bauern, von großer Bedeutung. Eines Tages, ich hatte gerade mein Spinnennetz fertig gesponnen, beobachtete ich aus der Ecke des Kinderzimmers, wie durch das offene Fenster blitzschnell eine riesige Spinne sprang.", erzählte Cornelia. " Ich hatte Bedenken, weil Sven noch so klein war, sie könnte ihm Angst machen.", sagte sie. Cornelia redete wie ein Wasserfall: „Sie hätte ja auch giftig sein können. Ich lauerte dieser fetten Spinne auf. Sie war mindestens hundert Mal so groß wie ich. Nun ja, mindestens aber vier Mal so groß. Ich hatte keine Bedenken es mit ihr aufzunehmen. Als sich die Gelegenheit bot, schlug ich erbarmungslos zu. Das ekelige, schwarze Ding stellte sich dreist genau vor mein Spinnennetz auf. Sie wollte unbedingt an meine Vorräte, die ich mühevoll gesammelt hatte." Sie erzählte weiter: „In meiner Jugend hatte ich eine besondere Gabe. Ich konnte, wenn ich wütend war, goldene Spinnfäden herstellen. Sie waren so fest, dass selbst das größte Insekt es nicht durchtrennen konnte. Mit einem gezielten Biss, konnte ich meine Gegner betäuben."

Sie redete und redete: „Schnell schlich ich mich von hinten an und betäubte den Eindringling, damit ich ihn in aller Ruhe in die goldenen Fäden wickeln konnte. Sie kam nicht mehr frei.", sagte sie voller Stolz. „Dann warf ich sie kurzer Hand aus dem

Fenster.", fügte sie noch hinzu. „Dies alles sah der kleine Sven und fing mich vorsichtig mit einem Wasserglas ein. Ich ließ mir alles von ihm gefallen, denn ich wusste genau, dass er keiner Fliege etwas zu Leide tun konnte. Der Junge setzte mich in eine kleine Box und trug mich hier in diesen Schuppen. Damit tat er mir einen großen Gefallen, denn Insekten gab es hier genug. Heute macht auch mir das Alter zu schaffen. Ich bin nicht mehr so schnell wie damals und muss manchmal auf einen besonders leckeren Happen verzichten."

Alle klatschten Beifall und riefen: „Mensch Cornelia, da hast du uns ja eine tolle Geschichte erzählt."

Von nun an wiederholten sie diese gemeinsamen Erzählungen von damals regelmäßig. Keiner von ihnen war mehr niedergeschlagen, sondern stolz, dass sie mit Freuden zurückblicken konnten.

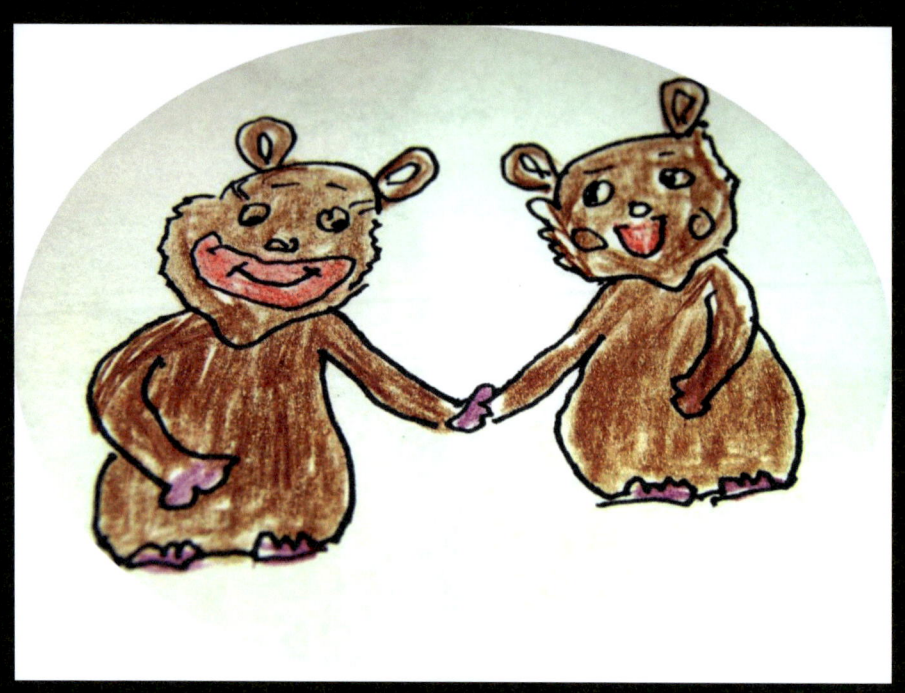

Überraschung aus dem Stroh

Die Tiere kamen zur Ruhe und waren wieder
glücklich und zufrieden. Wenige Tage später
raschelte es verdächtig im frischen Stroh.
Ein herzhaftes Schmatzen drang an ihre
Ohren. Alle wurden hellhörig, denn einen

Eindringling wollten sie nicht haben. Holger rief alle Freunde zusammen und gemeinsam warteten sie auf eine Überraschung. Plötzlich steckte ein kleiner brauner Hamster sein Köpfchen aus dem Stroh. Er wollte genau wissen, wo er gelandet war. Bauer Nielsen hatte das Tierchen versehentlich mit dem frischen Stroh verladen und in die Scheune gebracht.

"Wer bist du und wo kommst du her?", wollte Holger das Pferd wissen. Marga, die Gans, die Katze Karin, Cornelia, die Spinne und die Schildkröte Richy, wollten alles wissen und stellten dem Hamster viele Fragen. Das kleine braune Tierchen fing an zu erzählen: „Ich heiße Mucki und eigentlich habe ich noch eine Frau, denn wir wollten eine Familie gründen. Unsere Behausung, die wir uns mit viel Mühe gebaut hatten, war auf dem Ährenfeld. Ich wollte nur einige Körner für den Wintervorrat sammeln. In diesem Augenblick kam der Bauer und lud die Strohballen auf den Anhänger seines Traktors. Jetzt bin ich hier bei euch gelandet und habe obendrein noch meine Frau verloren. Meine Frau heißt Micky und ich liebe sie sehr. Ihr glaubt nicht wie traurig ich bin." „Nun komm erst mal her und setze dich auf die Schildkröte Richy, damit wir dich besser sehen und hören können.", sagte Marga. Richy verdrehte die Augen und sagte: „Ja, ja ich kann dein Gewicht schon tragen." Alle mussten herzhaft lachen." „Trotzdem wird meine arme Frau mich suchen, Micky weiß doch nicht wo ich bin. Sie könnte denken, dass ich sie verlassen habe.", jammerte Mucki. Karin tröstete ihn schnell indem sie ihm das schmutzige Fell sauber leckte. Die Katze sagte: „Lass' uns mal gemeinsam überlegen, was wir tun können." Für alle Fälle hatte Mucki schon für sich und seine Frau Micky eine winzige Höhle gebuddelt und sie mit Stroh ausgelegt, denn davon war ja genug da. Alle rätselten hin und her und keiner

fand eine Lösung, wie sie am besten Muckis
Frau finden könnten. Und als sie so
überlegten, schaute ein kleines
Hamsterköpfchen aus einem Strohballen
heraus. „Mein Gott, wo bin ich denn hier
gelandet und wer hat mich hier her
gebracht?", rief Micky laut. Holger das
Pferd wurde zuerst auf den Hamster
aufmerksam und wieherte vor Freude." Ich
glaube wohl, ich sehe nicht richtig!" rief er.
„Bist du etwa Micky, Muckis Frau?" fragte
er das Tierchen. „Ja, die bin ich, der Bauer
hat mich aus Versehen mit dem Heuballen
zusammen hierher verfrachtet.", sagte sie
aufgeregt. Traurig sagte sie: „Ich suche

meinen Mann, er wollte doch nur ein paar Vorräte sammeln und wieder zurückkommen."

Plötzlich hörte sie ein leises Pfeifen. Es kam Micky irgendwie bekannt vor aber wie konnte es denn sein, dass Mucki auch hier war? Sie glaubte schon alles verloren zu haben. Doch auf einmal steckte der Hamster sein Köpfchen aus seiner eben erst neu gebauten, gemütlichen Wohnung. Beide Tiere liefen aufeinander zu und verschwanden blitzschnell in dem kleinen Bau. Sie lebten dort in diesem herrlichen Stall mit all den anderen Tieren glücklich zusammen. So füllte sich nach und nach der

Schuppen mit verschiedenen Tieren, die
sich besser verstanden als manche
Menschen es tun.

Einige Wochen vergingen, ohne dass etwas
Besonders geschah. Immer wieder erzählten
sich die Tiere reihum tolle Geschichten aus
ihren aktiven Jahren. Oft übertrieben sie
etwas. Wichtig war, dass sie sich ihres
Daseins freuten und ständig Freude
miteinander hatten.

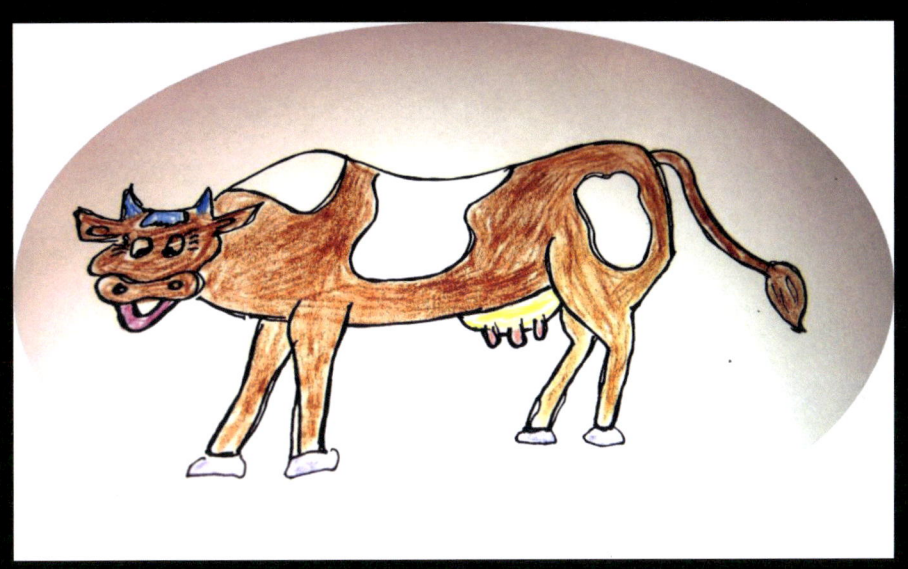

Betty, die Milchkuh

Betty war die beste Milchkuh des Bauern Nielsen. Trotz ihres Alters, gab sie Milch in großen Mengen. Doch auch sie kämpfte mit dem älter werden und selbst der Bauer merkte, wie sehr sie sich bemühte. „Um Gottes Willen, bloß nichts anmerken lassen.", dachte sie. Doch Herr Nielsen wäre kein guter Bauer, wenn er seine Tiere bis zum Umfallen arbeiten ließe. Er merkte schon, dass Betty sich quälte und überlegte, was er tun könnte um ihr zu helfen. Vorsichtig streichelte er ihr Fell eines Morgens und redete mit ihr, wie mit einem guten Freund: „Viele Jahre hast du geschuftet für mich, nun will ich dir deinen Lebensabend so schön wie möglich machen. Ab sofort brauchst du nicht mehr zu arbeiten Betty." Die Kuh schaute den Bauern mit ihren großen Augen an und antwortete ihm mit einem zufriedenen „Muhhh".

„Komm Betty, ich bringe dich zu den anderen Tieren in den großen Stall mit dem frischen Heu, dort ist es warm und du wirst bestimmt Freunde finden.", meinte er. Er führte Betty hinüber zum Stall, machte die Tür auf und stellte sie auf einen Platz, den er extra für die Kuh fertig gemacht hatte. Da lag frisches Heu, Behälter mit Wasser und die Tür war stets offen im Sommer, sodass die Tiere hin und her laufen konnten. Betty fiel nun ein Stein vom Herzen, dass sie nicht mehr schuften musste und sie freundete sich schnell mit den anderen Tieren an.

Betty bringt alle Tiere zum Lachen

Holger begrüßte Betty sofort und hieß sie herzlich willkommen." Hallo Betty, hast du es endlich geschafft?", fragte er sie. Er redete sehr lieb mit ihr, denn Holger kennt dieses Gefühl sehr gut, wenn man nicht mehr gebraucht wird aber auch das Gefühl der Ruhe und Zufriedenheit, im Leben etwas geleistet zu haben. Er sagte zu der Kuh: „Betty, hast du Lust mit uns am Abend Geschichten aus unserer Jugend zu erzählen?" Allabendlich reden wir zusammen und lachen viel.", sagte das Pferd. „Heute Abend ist es wieder soweit und bei der Gelegenheit stelle ich dir alle anderen Tiere vor. Du wirst dich sicher schnell mit ihnen anfreunden.", bemerkte Holger noch. Betty war begeistert von Holger und freute sich schon darauf, die anderen kennenzulernen. Am Abend war es sehr gemütlich im Stall. Bauer Nielsen ließ immer eine kleine elektrische Laterne an, damit die Tiere keine Angst bekamen. Die Tiere in diesem Stall, waren etwas ganz Besonderes und der Bauer sorgte gut für sie. Betty lernte nun alle Tiere kennen und freundete sich schnell mit ihnen an. „Nun, liebe Betty, möchtest du anfangen mit deiner Jugendgeschichte?", fragte Karin, die Katze. Betty antwortete schnell und sagte: „Natürlich werde ich beginnen, denn was ich zu erzählen habe, ist sehr lustig." Betty redete drauf los und war sehr eifrig in ihrer eigenen Geschichte vertieft.

"Also, eines Morgens kam der Bauer um mich und die anderen Kühe zu melken. Da ich sehr viel gute Milch geben konnte, behandelte er mich liebevoll und vorsichtig. Damals wurde noch alles mit den Händen gemacht, es gab noch keine elektrischen Melkmaschinen. Als Herr Nielsen gerade beginnen wollte mit der Arbeit, wurde er von einer Wespe übel in die Hand gestochen. Sie schwoll so dick an, dass er mich an diesem Morgen nicht melken konnte. Der Bauer war verzweifelt, denn gerade meine Milch war besonders gut und die Leute zahlten gerne etwas mehr, wenn sie verkauft wurde." Der Bauer streichelte mich noch einmal und sagte: „Ich weiß Betty, dass du gemolken werden musst, sonst bekommst du Schmerzen. Leider geht es heute nicht."

Betty erzählte weiter: „Herr Nielsen verließ den Stall. Plötzlich ereignete sich etwas Unglaubliches. Die Milcheimer stellten sich wie von Geisterhand geführt, fein säuberlich nebeneinander. Genau unter meine Euter. Ganz von alleine floss die Milch direkt in die

Eimer. Ich konnte nicht glauben, was da geschah, aber es war wirklich so. Als der Bauer am nächsten Morgen in den Stall kam traute auch er seinen Augen nicht." Herr Nielsen rief ganz laut: „Ein Wunder ist geschehen, ein Wunder!" Die Kuh weiter: „Dann nahm er die Eimer und brachte sie hinaus. Von diesem Tage an bekam ich immer eine Sonderbehandlung. Der Bauer kam jeden Abend zu mir und legte mir eine warme Decke auf den Rücken. Mein Wasser bekam ich in einem goldenen Eimer gebracht. Das Heu war stets frisch und mit leckeren Wiesenblumen gemischt." Alle lachten laut im Stall, denn auch so eine

Geschichte hatten sie noch nie gehört,
obwohl ihre eigenen Geschichten auch nicht
gerade glaubhaft klangen.

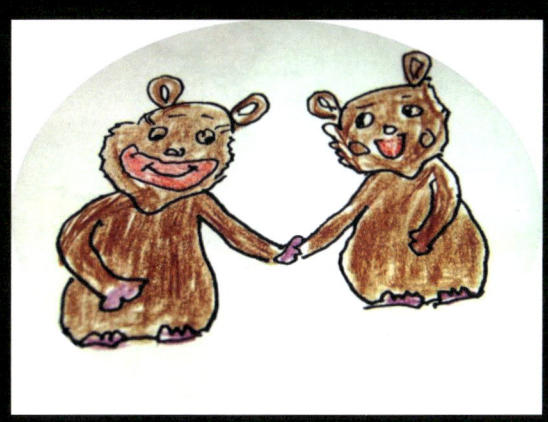

Die Überraschung

Mucki und Micky, das Hamsterpärchen,
waren nun an der Reihe. Auch sie hatten
etwas Schönes erlebt und sollten es nun
erzählen. Das Hamsterpärchen begann.
„Eines Tages, wir hatten gerade unser

gemütliches Heim am Rande eines Haferfeldes, weit unter der Erde, fertiggestellt, hörten wir ein klägliches Weinen auf unserer Behausung. Micky und ich gingen hinaus und wollten sehen, wo das Jammern herkam. Da sahen wir eine winzig kleine Libelle, die auf unserer Höhle saß.", sagte Mucki. Dann sprach die Libelle: „Ich habe mir meinen Flügel gebrochen, als ich auf einem Rosenstrauch nach einer Blattlaus Ausschau hielt, es tut so furchtbar weh." „Wir trugen sie vorsichtig in unsere Höhle und verbanden, mit einem dünnen Löwenzahnblättchen, den verletzten Flügel.", sagte Micky. „Einige Wochen später war alles verheilt und sie konnte wieder fliegen.", erzählte der Hamster eifrig weiter. Mucki redete nun weiter: „Plötzlich, wir waren sehr erschrocken, verwandelte sich das Tier in eine wunderschöne Elfe. Bunte Sternchen umkreisten ihren zarten Körper."

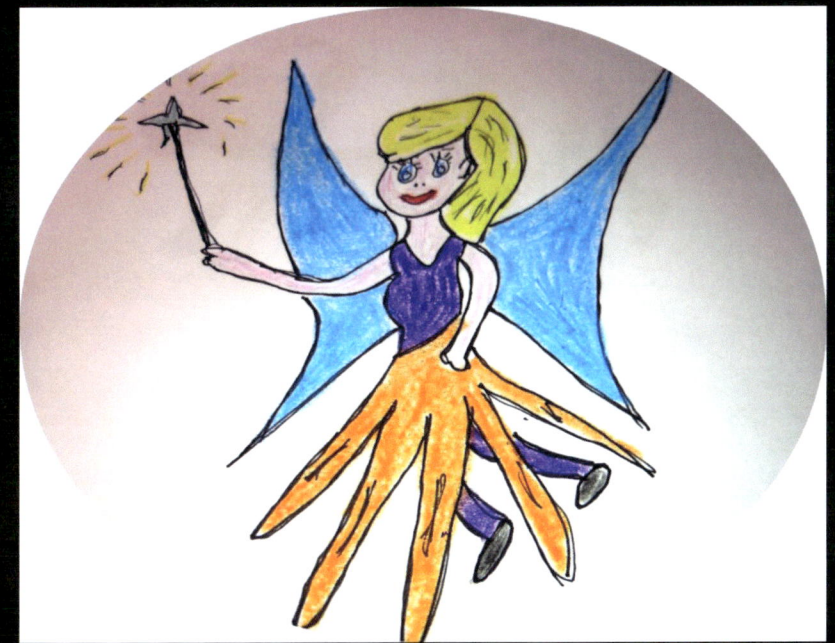

Die Elfe sprach: „Ich werde dafür sorgen, dass ihr ein Leben lang zusammenbleiben könnt und niemals durch irgendwas getrennt werdet." „Dann schwang sie ihren winzigen Zauberstab und es begann Goldflöckchen zu regnen, genau über uns. Ein Gefühl der Liebe und Geborgenheit überkam uns.", sagte Micky. Eine ungewohnte Stille erfüllte den Stall und es verging etwas Zeit, bevor die anderen Tiere verstanden, was sie erzählt bekamen. „Nun seid ihr beiden ein Teil von uns und werdet stets bei uns sein. Auch wir werden dafür sorgen, dass ihr nie getrennt werdet.", sagte Holger.

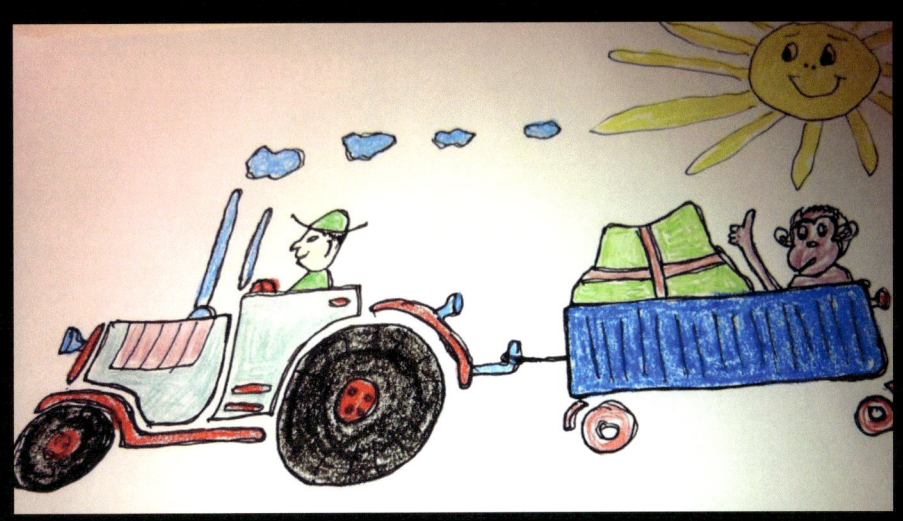

Glück für das Zirkusäffchen Benny

In München gastierte der kleine Zirkus

Hübner. Es kamen nicht so sehr viele

Besucher, aber es reichte für das tägliche

Brot und Futter für die Tiere. Auf jeden

Fall waren immer alle Zuschauer sehr

zufrieden mit den Aufführungen der Tiere. Und die Clowns brachten viel Spaß und Überraschungen mit. Nur das Äffchen Benny war sehr traurig. Es saß bei jeder Aufführung versteckt unter Stroh im Gehege. Es wollte sich nicht mehr zeigen, denn es hatte ein krummes Bein. Mit diesem krummen Bein konnte Benny nicht mehr richtig laufen und schon gar nicht mehr seine Paraderolle im Zirkuszelt vorführen. Benny stürzte vor zwei Jahren aus großer Höhe auf den harten Manegen-Boden und brach sich das Bein. Das Bein wuchs nicht mehr richtig zusammen. Mit der Zeit schenkten alle anderen Benny immer weniger Beachtung. Das konnten sie auch nicht, denn der Stress bei den Aufführungen und beim Training war sehr hoch.

Benny hatte einen direkten Blick auf die gut befahrene Autostraße. Dabei dachte Benny immer, woher die Autos wohl kommen und wohin sie fahren? „Oh, da fährt ja ein alter Traktor mit einem Anhänger vorbei. Jetzt hält er an. Will er wohl zu uns?", fragte sich Benny. Der Traktorfahrer war Bauer Nielsen. Er musste sich aus München Ersatzteile für seine Maschinen auf dem Bauernhof besorgen. Jetzt war er wieder auf dem Weg in die Bayerischen Alpen. Der

Kühler kochte und qualmte. Bauer Nielsen holte Wasser vom Zirkusdirektor und befüllte den Kühler damit. „Der Bauer ist aber nett.", dachte sich Benny. Er hörte das Gespräch zwischen dem Zirkusdirektor und Bauer Nielsen. Auch, dass der Bauer viele Tiere auf dem Hof beherbergt. Benny ergriff diese Chance, um noch einmal ein neues Leben zu beginnen. Hier im Zirkus wurde er schließlich nicht vermisst. Er rannte so schnell er nur konnte zum Anhänger des Traktors und versteckte sich zwischen den Ersatzteilen. Der Bauer startete und fuhr nach Hause auf seinen Hof.

Dort angekommen stellte Bauer Nielsen den Traktor ab und ging zunächst in die gute Stube um einen Kaffee zu trinken. Benny blieb ganz still liegen. Er wusste nicht, dass die Fahrt zu Ende war. Plötzlich bewegte sich die Plane auf dem Anhänger. Benny hörte ein Schnüffeln, dann schaute er in zwei Augen und auf eine große Nase. Es war das Pferd Holger. „Hallo! Wer bist Du denn?", fragte Holger. „Ich... ich... ich bin Benny.", flüsterte das Äffchen. „Darf ich hier bleiben?", sprach es weiter. „Natürlich!", sagte Holger. „Sei herzlich willkommen!"

Tage später bemerkte Bauer Nielsen erst den neuen Untermieter. Er war viel zu beschäftigt mit den Ersatzteilen.

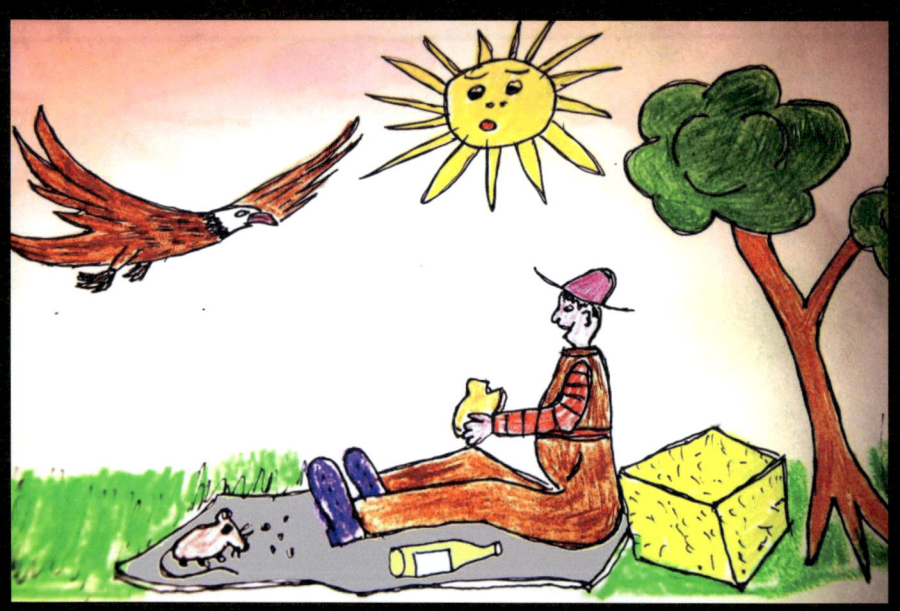

Ein Adler braucht Hilfe

Wie jeden Morgen fuhr Bauer Nielsen auf sein Feld, um es zu bewirtschaften. Er war

nie allein, denn viele Tiere beobachteten ihn.
Sie warteten auch darauf, ob der Bauer
nach der Mittagspause etwas Brot oder
Speck zurück lies. Es war 13 Uhr und die
Mittagspause begann. Auf der Decke lagen
tatsächlich noch ein paar Brotkrümel und
etwas Schinkenspeck. Eine kleine Feldmaus
war die mutigste und schlich sich heran.
Blitzschnell lief sie auf die Decke,
schnappte sich den Speck und schleppte ihn
zu ihren Kindern. „Puh, das war
anstrengend, Kinder.", schnaufte die
Feldmaus. Genüsslich schmatzten alle am
Speck. Der Bauer lag auf der Decke und
blickte nach oben in den Himmel. Dort sah

er einen stolzen Adler fliegen. Genauer gesagt, es war ein Steinadler. Er schwebte in den Lüften. Seine Flügel waren ausgebreitet auf über zwei Meter. Plötzlich hörte der Bauer einen Knall. Er erschrak. Und dann sah er den Steinadler abstürzen. Sofort machte sich Bauer Nielsen auf und suchte das Tier. Neben einem Felsen auf einer Grasfläche lag der schwerverletzte Vogel. Er ließ sich von Bauer Nielsen anfassen und tragen. Bauer Nielsen sah eine Schusswunde, dabei ist das Schießen auf Adler streng verboten. Überhaupt sollte es keine Gewehre und Pistolen geben. Wir sollten alle besser miteinander in Frieden leben. Der Bauer brachte das Tier zum Tierarzt. „Glück hatte der Steinadler, Herr Nielsen. Es war nur ein Streifschuss.", sagte Tierarzt Dr. Kruse. „Dann nehme ich den Adler mit auf meinen Hof. Vorher fahre ich bei der Polizei vorbei, dem Wilddieb muss man das Handwerk legen.", sagte Bauer Nielsen. Auf dem Bauernhof angekommen freundeten sich alle Tiere schnell mit dem Steinadler an. Benny, das Äffchen, streichelte ihn und fragte: „Wie ist Dein Name?" „Ich bin Paul.", antwortete der Steinadler. „Bauer Nielsen hat mich gerettet, ich bin ihm sehr dankbar." „Ja, hier bei Bauer Nielsen fühlen wir uns alle sehr wohl, schön, dass Du da bist."

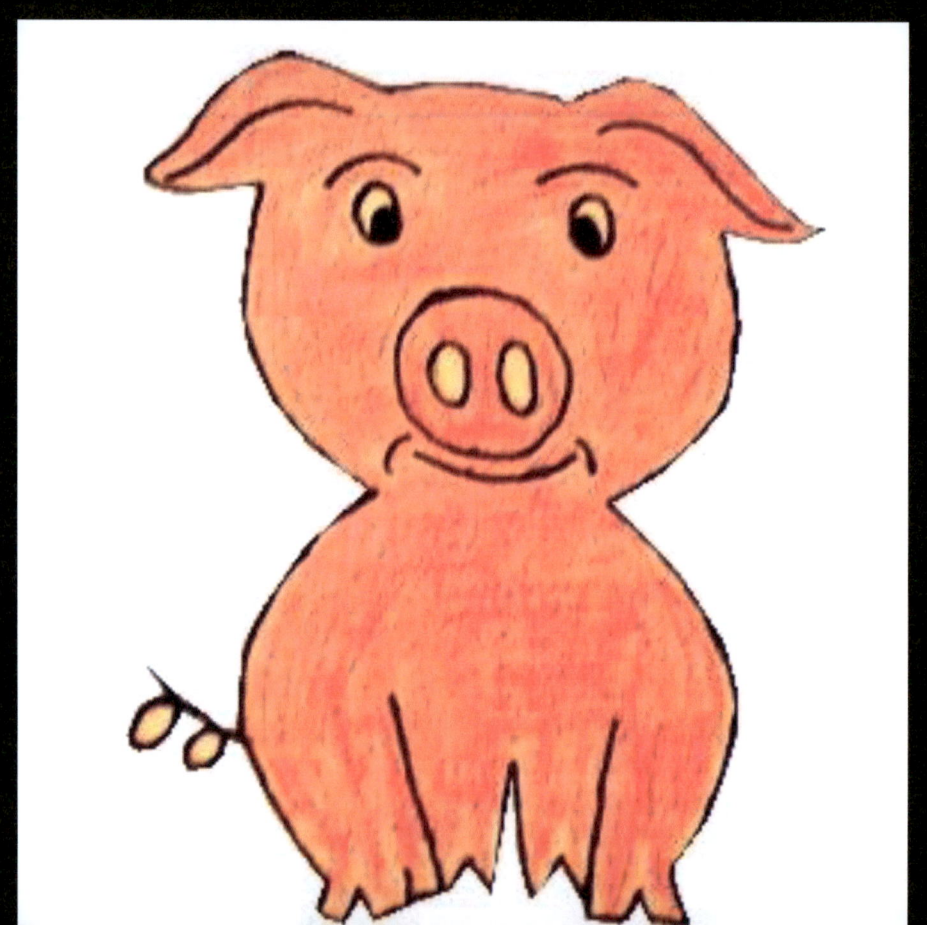

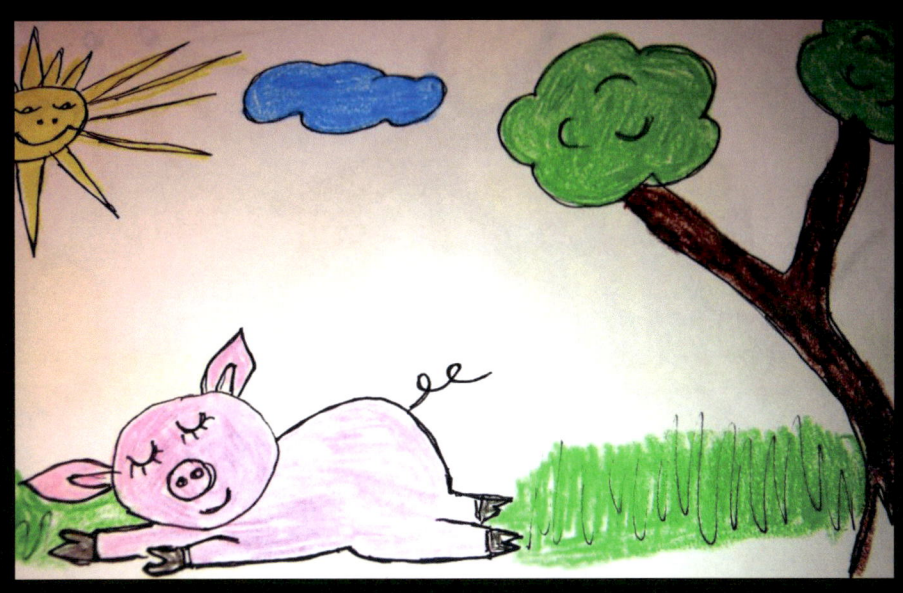

Das Schweinchen Klecks

Das Schweinchen Klecks wollte gern nach
Sylt aufbrechen, um seine Freunde dort zu
besuchen. Im Sauerland wohnt Klecks. Der
Rabe Roger ist schon vorweggeflogen. „Also,
liebes Schweinchen Klecks, du musst in
Richtung Norden gehen. Ich fliege schon los

und werde Fitus und alle Freunde von dir Grüße ausrichten." Klecks und Roger verabschiedeten sich und Roger flog los.

Tage später ging es auch für Klecks los. „Oh, wie schön die Wolken heute sind.", freute sich Klecks und legte sich etwas ins frische Gras. Die Wolken sahen wie Tiere aus. Da war ein Elefant zu sehen, mit einem langen Rüssel. Jetzt tauchte ein Hund auf und nun ein Löwe.

Das Schweinchen Klecks vergaß ganz die Zeit. „Jetzt muss ich aber los!", rief es. Und es lief los, leider in die falsche Richtung, nämlich nicht nach Norden, sondern nach Süden. Es lief und lief. „Jetzt müsste doch langsam die Nordsee kommen.", murmelte Klecks ganz erschöpft. Mittlerweile war das Schweinchen in den Bayerischen Alpen angekommen.

Völlig entkräftet legte es sich auf ein Feld. „Ich habe so Durst und Hunger.", jammerte Klecks. Das Jammern hörte Paul, der Steinadler. Paul machte jeden Tag seinen Rundflug. Danach berichtete er den Tieren auf dem Nielsen Hof was es so neues gibt auf der großen weiten Welt.

Paul landete neben Klecks. „Hallo Freund, ich heiße Paul und wer bist du?", fragte

Paul. „Mein Name ist Klecks. Ich bin auf dem Weg zu meinen Freunden nach Sylt.", antwortete das Schweinchen. „Oh, da bist du hier völlig falsch. Die Nordsee mit der Insel Sylt liegt hoch im Norden. Hier bist du im Süden, mitten in den Alpen.", sagte der Steinadler. „Oh je, oh je, was mache ich denn nun?", jammerte Klecks. „Komm' erst einmal mit zu meinen Freunden und ruhe dich aus. Wir werden eine Lösung finden.", schlug Paul vor. Auf geht es. Der Steinadler flog voraus und das Schweinchen folgte brav.

Auf dem Bauernhof wurde das Schweinchen Klecks von allen Tieren herzlich empfangen.

Besonders Richy, die Schildköte und Klecks freundeten sich besonders an, sie hatten viel zu erzählen.

„Nun sammelst du hier auf dem Hof einige Tage Kraft und dann werden wir deine Reise nach Sylt planen.", sagte das weise Pferd Holger.

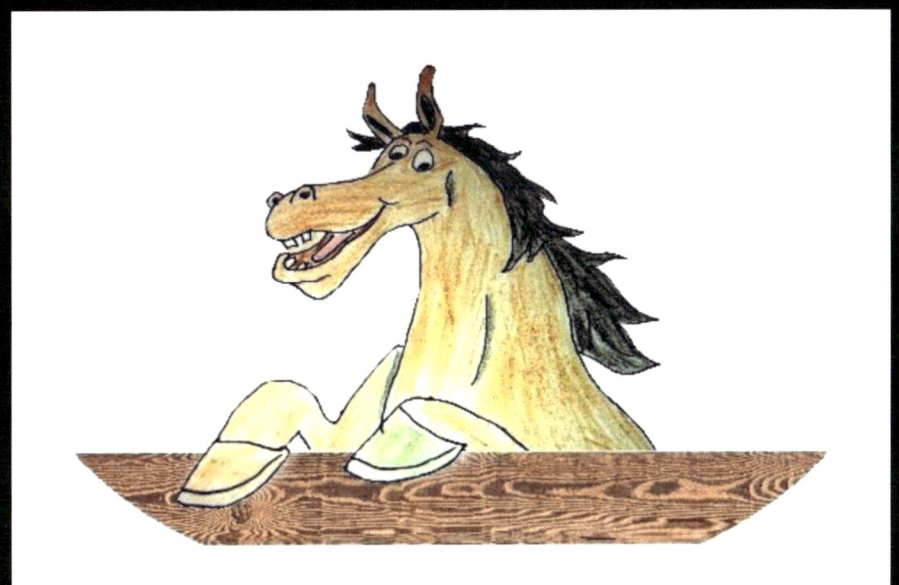

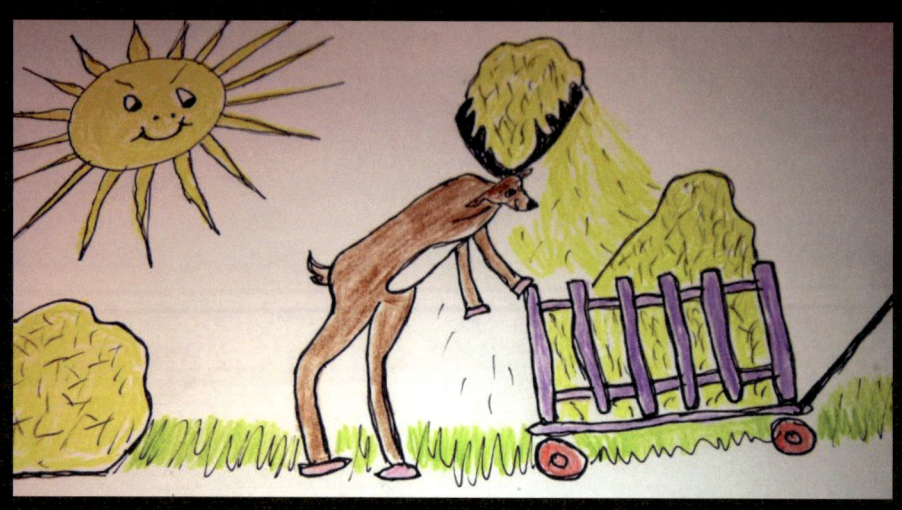

Als sich der Bauer wunderte

Es ist schon vor vielen Jahren passiert, aber
Bauer Nielsen wird dieses Erlebnis nie
vergessen. Er war auf dem Feld und mähte
das Heu. Es war Mai. Irgendwie fühlte sich
Bauer Nielsen sich überhaupt nicht wohl.
Der Arzt sagte, dass der Bauer an einer
Grippe litt und unbedingt das Bett hüten

müsste. Aber was sollte der Bauer nur machen? Er quälte sich aufs Feld und mähte und mähte. Er bekam noch höheres Fieber. Zu allem Übel viel nach getaner Arbeit auch noch der Trecker aus. Holger, das Pferd, brachte ihn bis zum Bauernhof, dort fiel der Bauer krank und übermüdet in sein Bett. Zu allem Übel zog auch noch ein heftiges Gewitter auf. Marga, die Gans, rief: „Wir müssen etwas unternehmen. Das Heu darf unter keinen Umständen nass werden."
Cornelia rief: „Leider kann ich nicht helfen. Ich bin doch nur eine kleine Spinne." Holger sagte dann: „Ich habe eine Idee. Komm Marga, wir erledigen den Job."

Zunächst gingen sie beim Nachbarbauernhof Kirmayer vorbei. Dort fragten sie die Esel Alfred und Petra, ob sie helfen könnten. Sofort stimmten sie zu. Es waren nette Esel. Auf dem Feld angekommen, versuchten sie das Heu auf den Wagen zu werfen. Das klappte überhaupt nicht. „Wartet. Ich komme gleich zurück.", rief Marga. Marga rannte in den Wald und rief nach Hilfe. „Was ist denn los?", fragten zwei Hirsche. Marga erzählte alles. „Ja, da kann ich euch mit meinem Freund helfen. Ich bin Josef und mein Freund heißt Alfonso. Mit unseren großen Geweihen schaufeln wir das Heu schnell auf den Wagen.", schlug Josef vor.

Jetzt konnte Marga alles gut organisieren. Der Wagen wurde mit Heu gefüllt. Dann zogen ihn die Esel zum Hof und kippten ihn im Stall aus. Danach war das Pferd Holger an der Reihe, während sich die Esel Petra und Alfred ausruhen konnten. Nach vier Stunden war alles geschafft. Marga und Holger bedankten sich bei den Eseln und Hirschen und luden alle zu einem großen Sommerfest ein. Kaum auf dem Bauernhof angekommen, gab es den heftigen Wolkenbruch. Der Bauer Nielsen schlief fest. Langsam gesundete er. Viele Tage später stand er fassungslos auf dem Feld, wo kein Grashalm mehr zu finden war. Alles lag im Stall. „Wer auch immer dieses Wunder vollbrachte, danke lieber Gott für deine Hilfe.", freute sich Bauer Nielsen. Währenddessen kauten alle Tiere genüsslich das Heu. Und Cornelia baute sich ein schönes Spinnennetz.

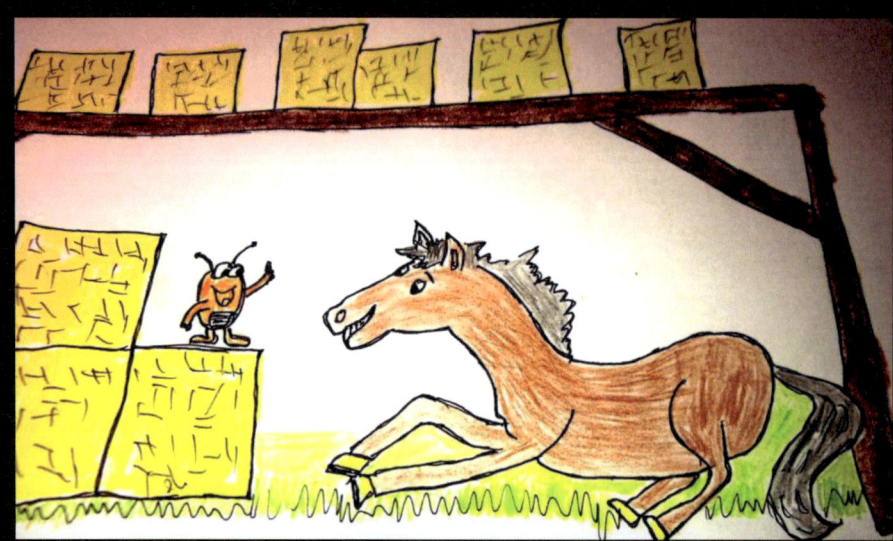

Gestatten, mein Name ist Flo

Das Heu war nun im Stall. Alle Tiere freuten sich darüber. Sie tollten darin herum und kauten es genüsslich. Und überhaupt, es ist immer viel los im Stall. Jeder hat etwas zu erzählen und so ist ein ständiges Murmeln zu hören. Immer wieder hört man ein ganz leises piepen. Aber niemand nimmt es so richtig wahr. „Autsch!", schrie das Pferd auf. „Was hat mich denn da gepiesackt?", fuhr es fort. Plötzlich schrie Marga auf: „Aua! Da ist doch etwas unter meinen Federn!" Und so ging es reihum. Jeder wurde gezwickt. „Seid einmal ganz leise, ich

habe eine Vermutung.", sagte das
Schweinchen Klecks. Alle hörten sofort auf
zu sprechen. Es war nun ganz still. Plötzlich
bewegte sich etwas im Heu. „Hallo, hallo!
Ich bin hier!", rief jemand mit einer
piepsigen und leisen Stimme. „Habt ihr das
gehört?", fragte die Schildkröte Richy.
„Wer da auch immer spricht, setze dich auf
den Rücken des Pferdes, damit wir dich
sehen können.", rief Äffchen Benny. Und
tatsächlich, da hüpfte etwas aus dem Stroh
direkt ins Gefieder von Marga, die Gans.
Von dort aus auf das Pferd Holger. „Ich bin
jetzt hier oben!", schrie dieses Etwas. „Wir
hören dich, aber sehen dich nicht.",

entgegnete Marga. „Moment, der Bauer hat seine Brille hier liegen lassen.", rief Benny. Das Äffchen setzte die Brille auf und sah nun alles stark vergrößert. „Tatsächlich, da sitzt jemand auf dem Rücken des Pferdes. Es ist... es ist... es ist ein Floh!", fuhr Nenny fort. „Ja, ich bin es. Darf ich mich vorstellen, ich bin der Floh Florian, genannt Flo. Ich komme vom Feld und hatte mir ein Nest gebaut. Nun ist das Heu hier im Stall, darf ich bei euch bleiben?" Das Pferd Holger sagte darauf: „Ja klar, bleib bei uns. Aber nur wenn du uns nicht zwickst." Alle lachten und freuten sich über den neuen Mitbewohner.

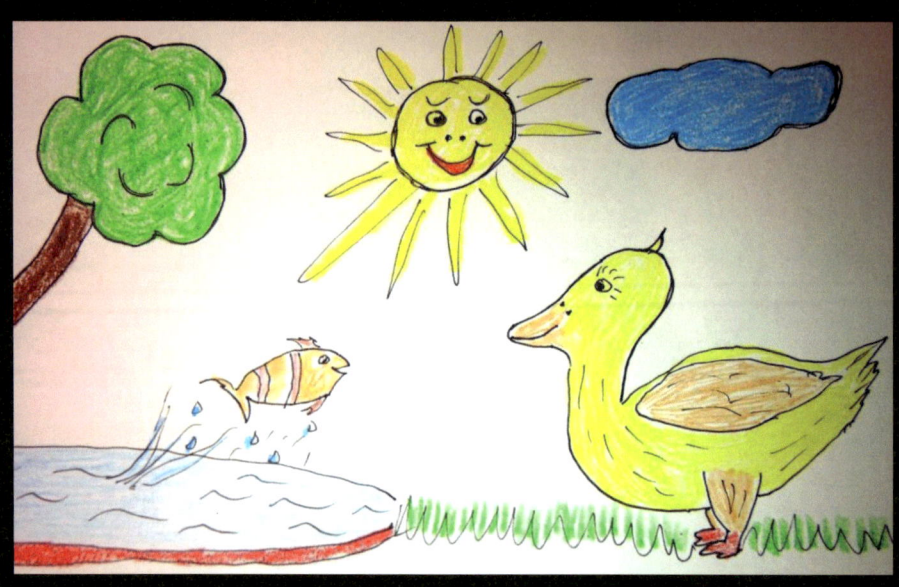

Ein Fisch im Zahnbecher

Bauer Nielsen bekam einmal Besuch von seinem Neffen Torben. Er verbrachte eine Woche in den Sommerferien auf dem Bauernhof. Jeden Tag erlebte er neue Abenteuer. Auf dem Pferd konnte er reiten. Mit dem Äffchen konnte er toben. Heute ging es an den Bach mit der Gans Marga. Eigentlich war es nur ein ganz kleiner Bach, denn es ist schon gefährlich, ohne Eltern dort zu spielen. Aber auf Onkel Nielsens Hof war es nicht gefährlich, außerdem war Marga dabei und würde laut schnattern, wenn sie etwas merkt. Torben baute eine Wasserburg. Hinter der Wasserburg baute er einen kleinen Staudamm. Marga lag im Wasser und kühlte ihren Bauch. Zu Mittag gab es Schinkenbrote und eine Gurke. Auch einen geschälten Apfel legte Bauer Nielsen in die Butterbrotdose. „Ach, wenn ich doch auch nur ein Tier hätte.", jammerte Torben. Marga streichelte mit ihrem Köpfchen

Torbens Arm. Beide spielten weiter. Die leere Butterbrotdose lag nahe an der Wasserburg. Plötzlich hüpfe ein kleiner Fisch aus dem Bach direkt in die Brotdose. Marga schnatterte laut. Also eigentlich rief sie: „Torben, hole schnell Wasser!" Aber Torben konnte ja die Tiersprache nicht verstehen. Glücklicherweise sah er das Fischchen. Er füllte die Butterbrotdose mit Wasser und freute sich darüber, nun endlich ein eigenes Tier zu haben.

Jetzt ging es zum Hof zurück, gleich gibt es Abendbrot. Danach sprach der Bauer ein Gutenachtgebet und alle gingen zu Bett. Auch Torben sagte seinem Fisch Gute

Nacht. Um ihn zu sehen, füllte er den Fisch in seinen Zahnbecher, der war aus Glas. „Ich taufe dich auf den Namen Nemo.", flüsterte Toren dem Fisch zu.

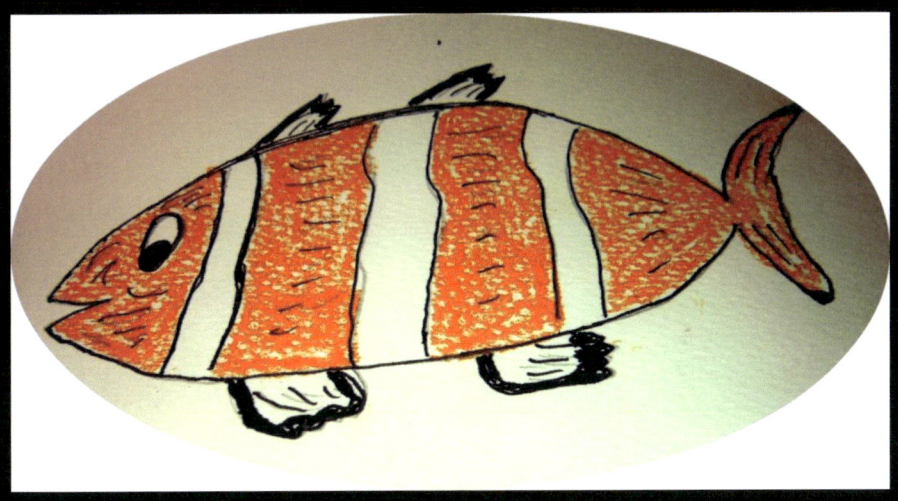

Am nächsten Morgen rief der Bauer: „Aufstehen, gleich gibt es Frühstück." „Oh je, lieber Onkel, ich kann mir nicht die Zähne putzen, ich habe keinen Zahnbecher.", sagte Torben. Jetzt sah der

Bauer den kleinen Fisch im Zahnbecher.
„Dann verschieben wir Frühstück und
Zähneputzen und werden für den Fisch
draußen in der großen Wanne ein neues
Zuhause suchen.", schlug der Bauer vor.
Gesagt, getan. Nemo fühlte sich in der
Wanne nahe am Stall sehr wohl. „So Sven,
jetzt ab ins Haus und Zähneputzen!", rief
der Bauer. „Ja, und danke Onkel.", freute
sich Torben.

Übrigens, sofort steckte Marga ihren Kopf
in die Wanne und sprach mit Nemo unter
Wasser. Ja, die Tiere können miteinander
sprechen, das ist schön.

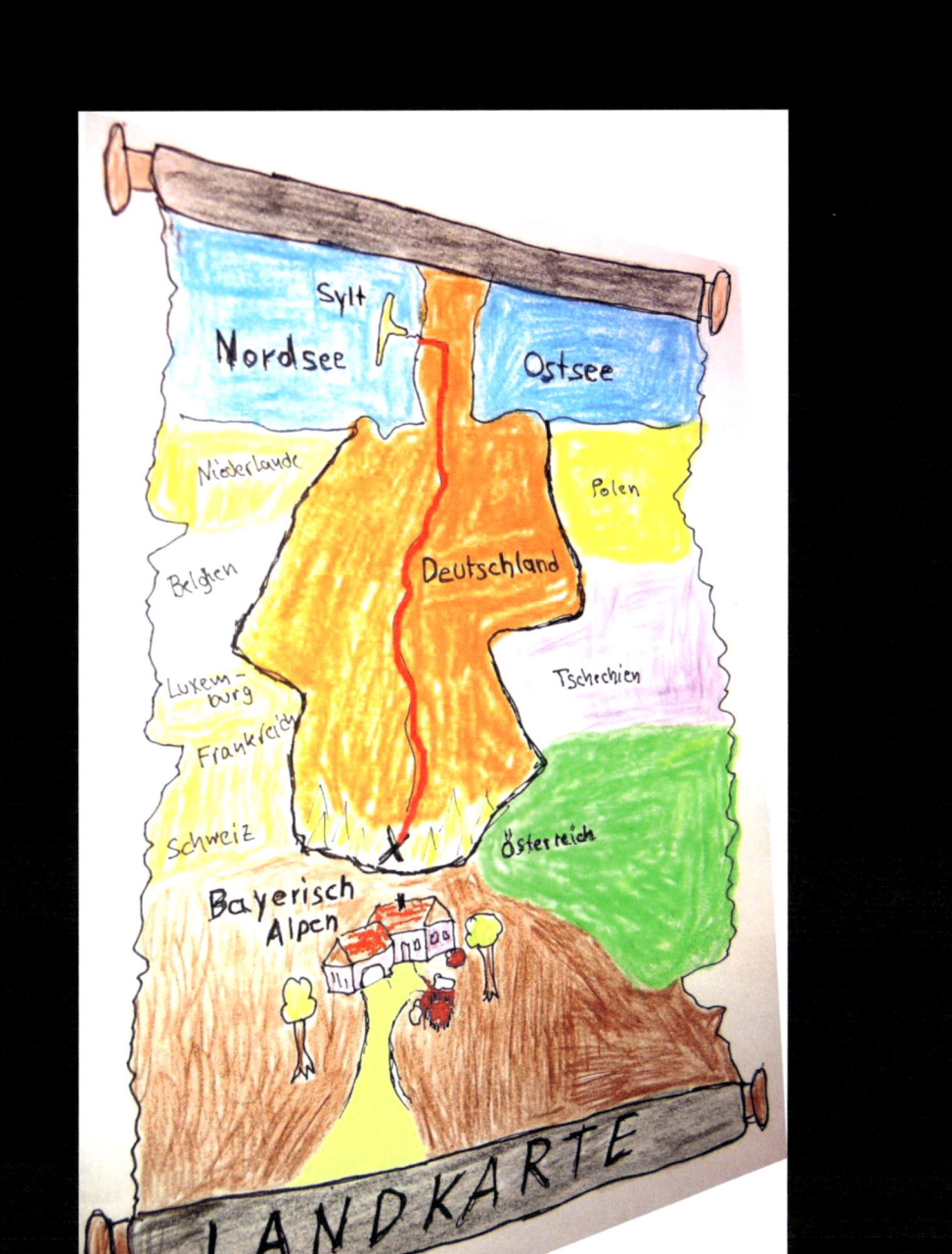

Die Reise auf die Insel Sylt

Das Schweinchen Klecks hat sehr viel auf dem Bauernhof erlebt und viele neue Freunde kennengelernt. Ihr erinnert euch bestimmt noch, liebe Kinder, dass sich das Schweinchen verlaufen hatte. Es wollte seine Freunde auf der Insel besuchen. Aber es lief in die entgegengesetzte Richtung und wurde schließlich vom Steinadler Paul entdeckt und auf den Bauernhof von Bauern Nielsen geführt. Hier ruhte es sich aus und möchte nun aufbrechen, um seine Freunde nun endlich zu besuchen. „Also ich begleite dich, liebes Schweinchen Klecks. Es ist ein langer Weg nach Sylt und ich möchte, dass du heil und gesund dort ankommst.", sprach das Pferd Holger. „Oh, darf ich mitkommen und auf dir reiten?", fragte das Äffchen Benny. „Na klar!", rief Holger. „Das ist ja prima! Da freue ich mich aber sehr. Dann lernt ihr auch meine Freunde kennen.", quietschte Klecks. Und Paul, der steinaler, rief: „Ich zeige euch den Weg und fliege über euch!"

Der Tag des Abschieds kam. Alle umarmten sich. Klecks rief in die große Runde: „Ich habe euch alle lieb. Und ich verspreche, ich komme wieder und bringe neue Freunde mit."

Paul hob ab und kreiste hoch in den Wolken.
„Auf geht's in Richtung Norden!", rief er.
Benny sprang auf Holger und mit
Schweinchen Klecks ging es dann los.

Die Alpen, das sind ja hohe Berge und je
weiter es in Richtung Nordsee geht, wird
die Landschaft immer flacher. Die kleinen
Beinchen vom Schweinchen liefen und
liefen. Aber Klecks freute sich so sehr die
Freunde auf Sylt wiederzusehen. „Ich sehe
die Nordsee!", rief der Steinadler Paul.
„Jetzt ist es nicht mehr weit!", rief Klecks.
Auf die Insel Sylt kommt man mit dem
Flugzeug, mit der Fähre von Dänemark aus
oder mit dem Autozug. Alle versteckten sich

auf dem Autozug. Jetzt waren es nur noch wenige Kilometer bis Westerland, dort endet der Zug. Nun ging es an den Strand von Westerland. Klecks sah schon von Weitem, wie alle Freunde im weißen Sand tobten. „Hey, da kommt ja Klecks!", rief der Hund Zottel. Alle liefen sich in die Arme und tanzten am Strand bis die Sonne unterging. Der Rabe Roger fragte: „Wie ist es denn so auf dem Bauernhof in den Bayerischen Alpen?" „Ja!", rief Zottel, „Erzählt einmal!" Benny sprach: „Wir sind sehr viele Tiere, die alle ihre Geschichten erzählen und gemeinsam erleben wir kleine Abenteuer." „Das hört sich ja spannend an.", sagte Zottel. Fitus, der Sylter Strandkobold, schlug vor: „Verbringt doch ein paar Wochen auf dem Bauernhof, Zottel und Roger. Vielleicht wollen Benny, Paul und Holger dafür hier die Ferien erleben. Ich kann ja leider nicht von der Insel. Ich muss den Kindern und Tieren auf Sylt helfen, die in Not geraten sind." „Das ist eine prima Idee!", rief der Steinadler Paul. „Ich zeige Zottel und Roger den Weg. Beim nächsten Mal bleibe ich dann etwas auf Sylt.", sagte Paul weiter. Und so wurde es gemacht.

Von nun an ging es hin und her und her und hin. Immer mehr Freundschaften wurden geschlossen und immer turbulenter wurde es.

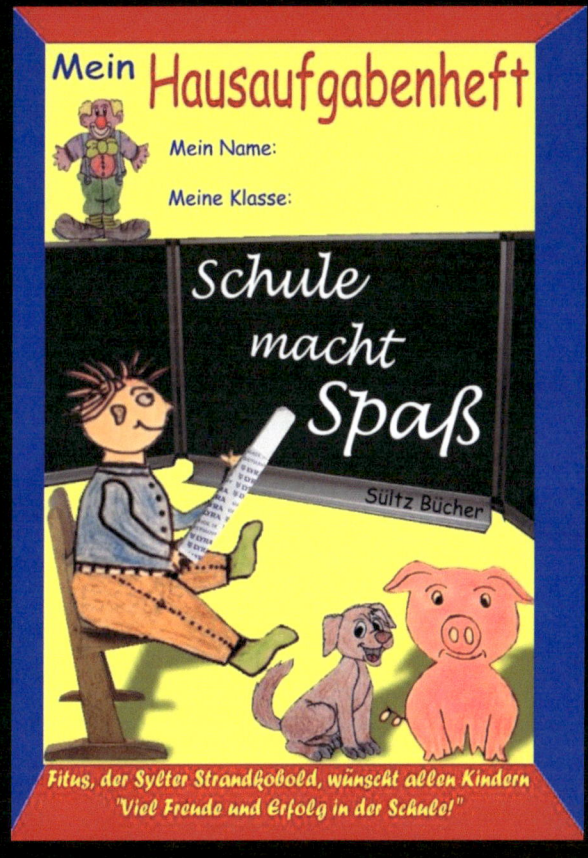

Ja, liebe Kinder, ihr seht, es geht immer weiter und weiter. Auch über das Schweinchen Klecks und Fitus gibt es Bücher über ihre Abenteuer.

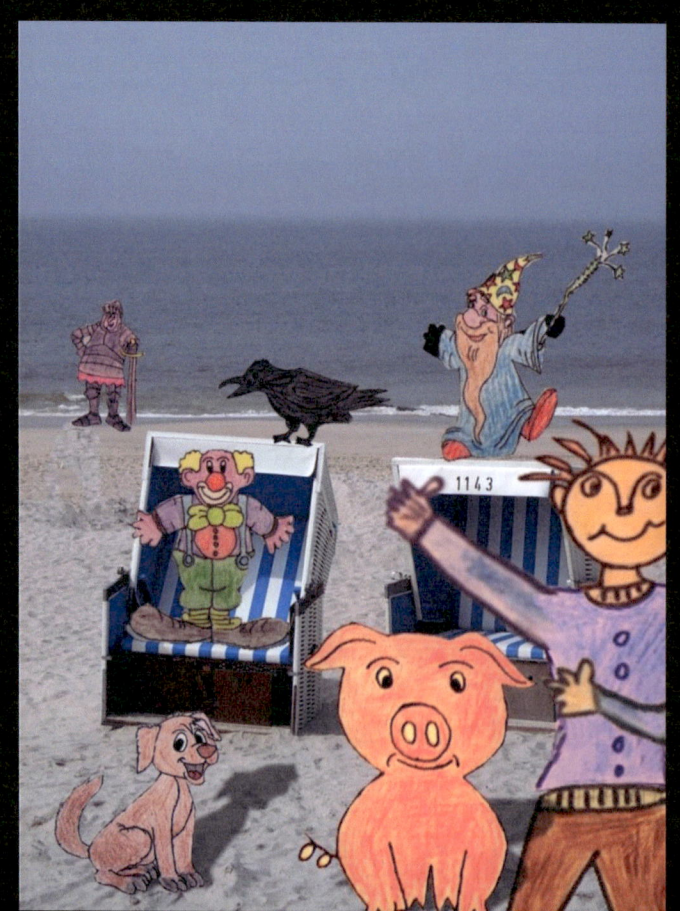

Liebe Kinder,

als Zugabe gibt es nun noch die Geschichte
vom großen Sommerfest und Geschichten
aus den Büchern DAS SCHWEINCHEN
KLECKS, sowie FITUS, DER SYLTER
STRANDKOBOLD.

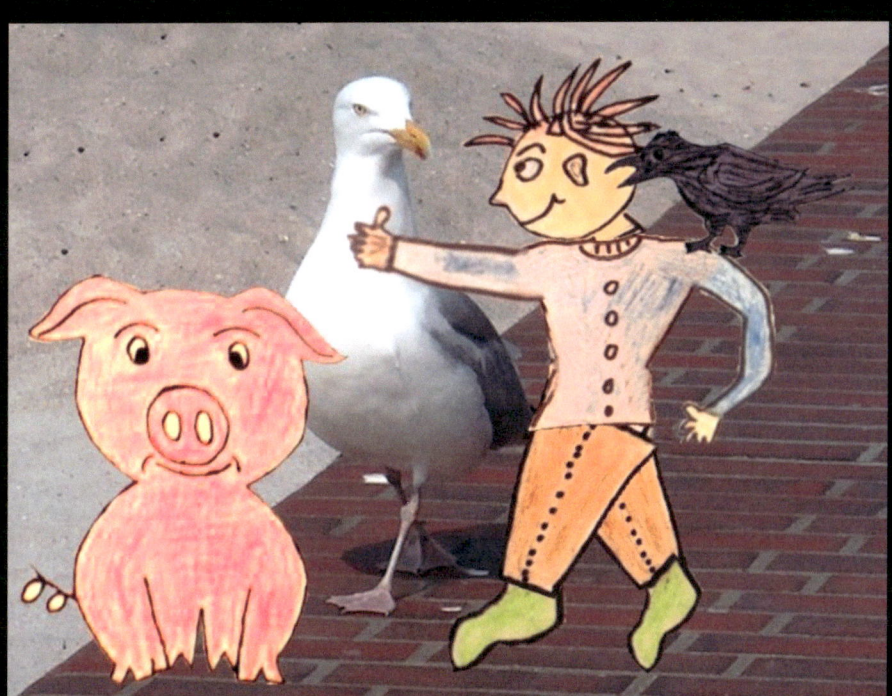

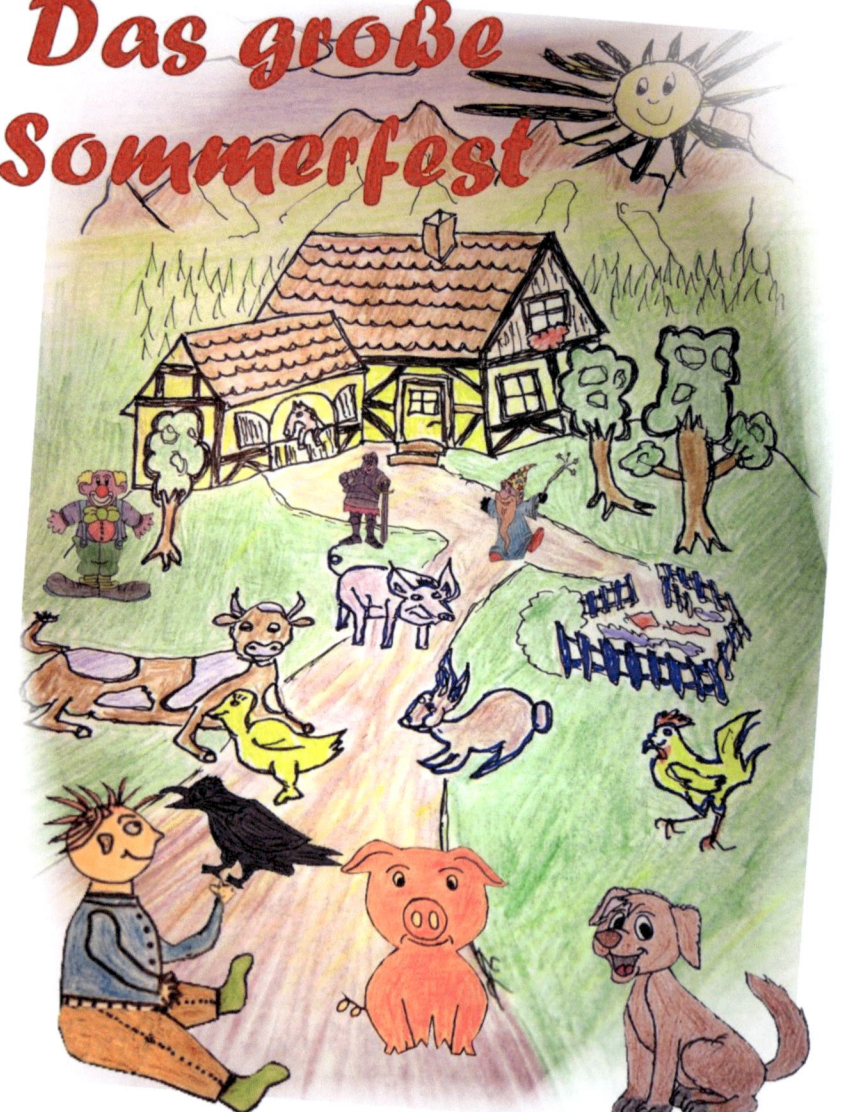

Das große Sommerfest

Bauer Nielsen benötigte wieder einmal Ersatzteile. Mit seinem Sohn fuhr er nach München, um sie dort zu besorgen. Mittlerweile ahnte er, dass sich alle Tiere auf seinem Hof gut versorgen konnten und auch miteinander sprechen konnten. Für Futter, Stroh und Wasser war gesorgt, es konnte nun losgehen. Der Bauer drehte den Schlüssel am Trecker um, aber es tat sich nichts. „Nanu, ist da wohl die Batterie leer?", fragte sein Sohn. Aus der Scheune beobachteten viele Tiere das Geschehen. „Jetzt startet der Trecker nicht. Das ist echt blöd. Wir haben doch unseren festen Plan.", klagte Betty, die Milchkuh. Was sie damit wohl meint, dass die Tiere einen Plan hatten? Sofort machte sich das Pferd Holger auf und schob den Trecker an. „Das machst du aber gut.", freute sich der Bauer. Es knatterte ordentlich im Getriebe des Treckers. Dann sprang er an und aus dem Auspuff kam eine riesige Rauchwolke. „Puh, da haben wir aber Glück gehabt!", rief die Katze Karin. Denn die Tiere hatten ja den Plan, ein Sommerfest zu veranstalten. Schließlich waren das Schweinchen Klecks und seine Freunde bereits von Sylt kommend unterwegs zu ihnen. Die Tiere auf dem Bauernhof bereiteten Schlafstellen für ihre Freunde vor. Benny fegte die Scheune und den Hof. Betty besorgte so viel milch wie sie es erzeugen konnte. Mucki und Mcki besorgten Haselnüsse. Jeder tat das, was er am besten konnte.

Hinter Berchtesgaden kamen dem Bauern und seinem Sohn dann eine Gruppe Tiere bekannt vor. „Ich hätte schwören können, ich habe ein Schwein auf dem Bürgersteig gesehen. Aber das geht ja gar nicht.", wunderte sich der Bauer.

Aber das ging schon. Und kurze Zeit später trafen das Schweinchen Klecks, der Rabe

Roger und Zottel, der Hund, auf dem Bauernhof ein. Fast gleichzeitig kamen sie mit den Eseln Petra und Alfred, sowie mit den Elchen Josef und Alfonso.

Alle begrüßten sich herzlich, sie lachten und freuten sich auf zwei tolle Tage. Holger fragte das Schweinchen: „Wo ist denn Fitus?" „Fitus, unser Sylter Strandkobold, musste zuerst auf der Insel Sylt alle Tiere versorgen, die Hilfe benötigen. Gleich wird er kommen." Kaum hat Klecks ausgesprochen und schon zauberte sich Fitus von der Insel auf den Bauernhof. Jetzt waren alle vollzählig. Ihr müsst wissen, liebe Kinder, dass nur Kinder und Tiere den

Kobold sehen können. Er hilft allen, die in Not geraten sind. Es ging nun sehr fröhlich weiter. Ale erzählten tolle Geschichten.

Nach zwei Tagen verabschiedeten sich alle Gäste und begaben sich auf die Heimreise. Sie versprachen sich, jedes Jahr ein Sommerfest zu veranstalten.

Nun kam auch der Bauer zurück. Er sah die Tiere so herumstehen und sagte: „Na, hier war wohl nichts los. Dann baue ich jetzt die Ersatzteile ein."

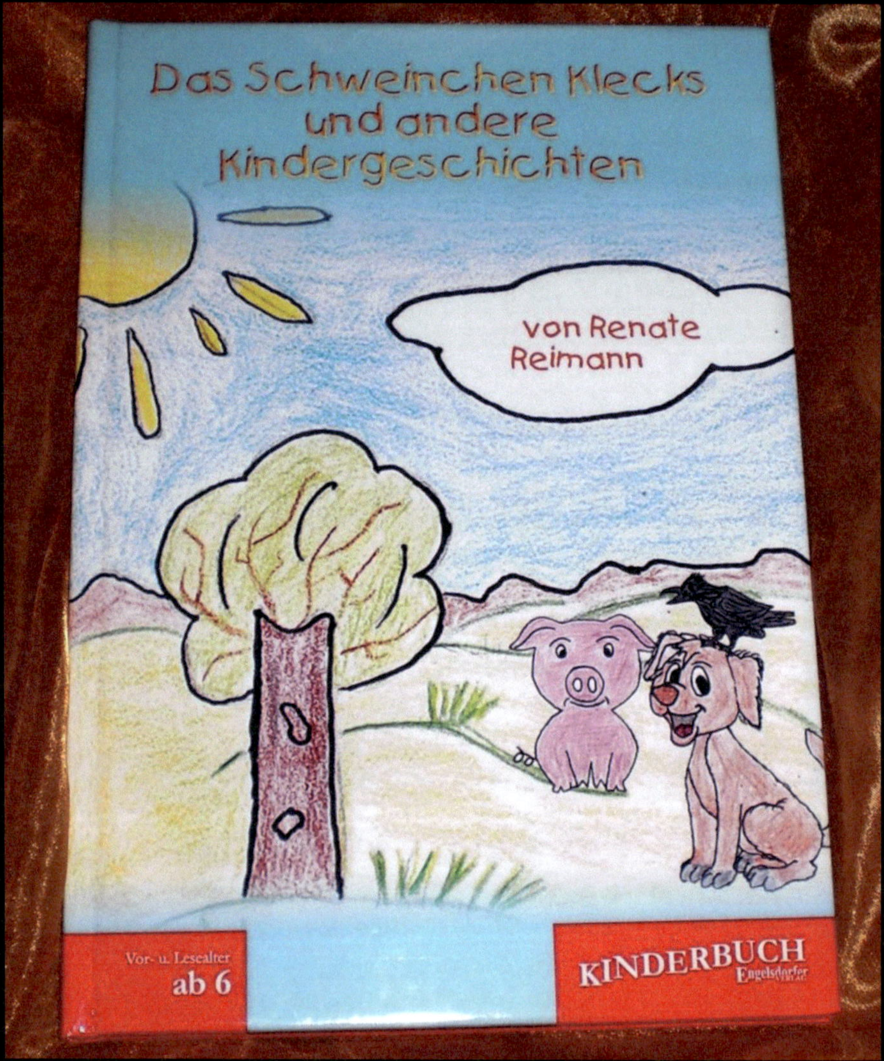
Das Schweinchen Klecks
und andere
Kindergeschichten
von Renate
Reimann
Vor- u. Lesealter
ab 6
KINDERBUCH
Engelsdorfer
VERLAG

Klecks in Tapezierlaune

Klecks, das Minischwein, wohnt im Sauerland. Oft war das Ferkelchen nicht zu bändigen. Darum bauten Linus und Robin dem Tier ein kleines Häuschen. Dort kam Klecks rein, wenn es wieder mal im Weg stand. So auch an diesem Tag. Das Haus sollte renoviert werden und die ganze Familie musste helfen. Keiner hatte jedoch damit gerechnet, dass der kleine Chaot sich heimlich, still und leise aus dem Verschlag befreien konnte.

Klecks tippelte dreist ins Haus. Der Weg führte direkt in die Küche. Es stupste mit seinem Minirüssel die Kühlschranktür auf und schlabberte erst mal den Schokopudding, der in einer Schüssel dort stand. Mit vollgeschmierter Schnauze ging es dann ab ins nächste Zimmer. Alles war schon frisch mit weißer Farbe gestrichen. Das Energiebündel drückte sofort seinen Stempel, ein paar Mal mit seiner Schokoschnauze an die schneeweiße Wand. Jetzt stieß Klecks auch noch zu allem Überfluss den Farbeimer um, der in einer Ecke stand.

Die Farbe lief ungehindert über den Boden. Ausgelassen wälzte sich der kleine Übeltäter darin herum und quietschte. Überall, wo es herlief, hinterließ es seine Pfoten Abdrücke. Er tippelte guter Dinge ins nächste Zimmer. Der Boden dieses Raumes war mit Tapetenschnipseln vollgestopft. Vor Wonne schmiss sich das Schweinchen hinein. Es hatte einen Riesenspaß. Wie es danach aussah, könnt ihr euch sicher denken. Die Schnipsel hafteten an seinem Körper, der vorher mit viel Farbe beschmiert war. Die Farbe sorgte für eine gute Haftung des Papiers.

Noch immer bemerkte niemand, dass Klecks
sein Unwesen trieb. Die Krönung des
Spektakels war ein großer Kleistereimer.
Das Schweinchen schlabberte erst mal darin
herum, bevor es versuchte in den Eimer zu
klettern. Der Eimer kippte um und die
Schweinerei war perfekt. Die Familie
merkte endlich, dass Klecks auch schon
fleißig war und schrie vor Entsetzen. Man
konnte nur noch seine dunklen Knopfaugen
sehen, die alle so lieb ansahen, dass sie
dem Räuber nicht mehr böse sein konnten.

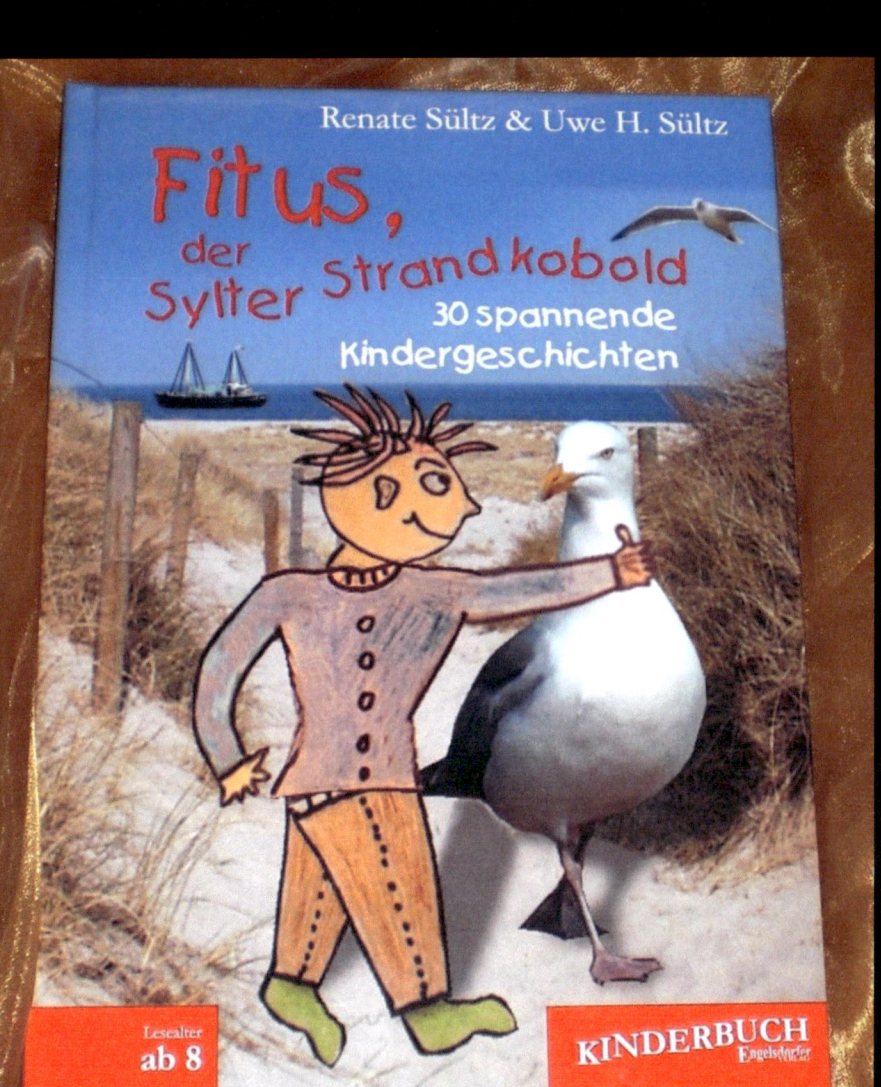

Renate Sültz & Uwe H. Sültz

Fitus,
der
Sylter Strandkobold

30 spannende
Kindergeschichten

Ein Piratenschiff in Westerland

„Wir werden euch entern!", ruft Luca in Richtung Piratenschiff. „Ja, wir kommen jetzt!", ergänzt Alexander. Mit zwei weiteren Freunden wollen sie das Piratenschiff in Westerland erobern. Das Piratenschiff steht auf dem Abenteuerspielplatz an der Kurpromenade. Statt das Piratenschiff zu verteidigen, breiten die Mädchen Sophia, Hannah, Luisa und Emma lieber ihre Süßigkeiten auf dem Deck des Piratenschiffs aus. Vergnügt schauen sich die Eltern der Kinder das fröhliche Spielen an. Auch Fitus beobachtet alles und freut sich über das Lachen der Kinder. Hier braucht er heute nicht zu helfen, alles ist in bester Ordnung. Spielplätze gibt es viele auf der Insel Sylt. Fitus stellt uns nun den nächsten vor: Er ist in Kampen. Auf den Holzaufbauten hier spielen gerade Felix, Jonas und Laura. Eine Biene ärgert die drei Kinder schon einige Zeit. „Fitus, Fitus, bitte hilf uns, wir können nicht spielen!", ruft Felix. Nun, die Kinder versuchen die Biene abzuwehren und schlagen nach ihr. Fitus sieht das Problem und muss handeln. Ruckzuck ist er bei ihnen und erklärt: „Kinder, verhaltet euch ganz ruhig und schlagt nicht nach Bienen! Wenn die Biene merkt, dass hier nichts los ist, dann macht sie sich aus dem Staub!" Fitus gibt noch den Tipp: „Schraubt eure Getränkeflaschen nach dem Trinken immer zu. Schaut auch vorher in die Flasche, damit keine Biene darin ist!" Mit diesem Ratschlag verabschiedet sich Fitus. Nun geht er mit uns zum Spielplatz in List. Hier sind gerade David und Leon am Werk und bauen eine Sandburg. Andere Kinder turnen herum. Die Eltern sitzen in den Strandkörben, die ringsherum aufgestellt sind. Nur wenige Schritte und ein leckeres Fischbrötchen oder ein Eis sind gekauft. Ein kleines Mädchen hat Sand verschluckt. Noch ehe Fitus eingreifen kann, steht Leon auf und gibt der kleinen Lisa von seinem Sprudel. Ach, was für ein herrlicher Tag heute auf den Spielplätzen.

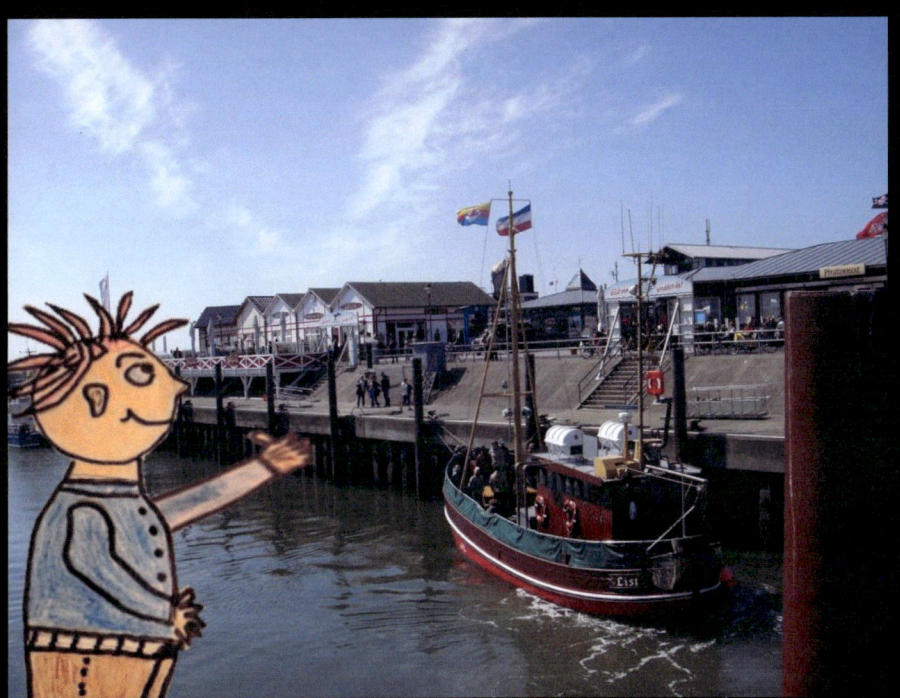

Das Schweinchen Klecks
und andere Kindergeschichten

ISBN 978-3-95744-286-4

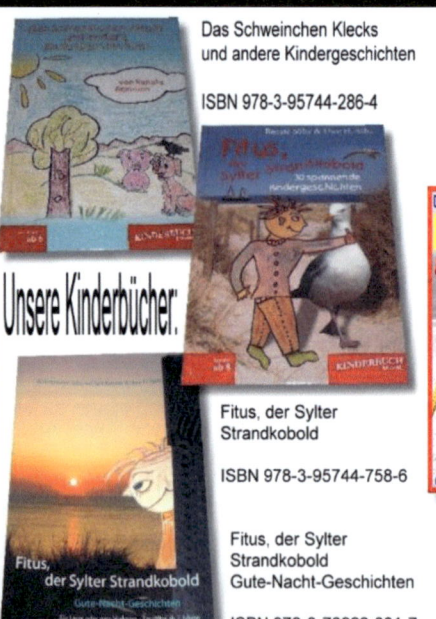

Unsere Kinderbücher.

Fitus, der Sylter
Strandkobold

ISBN 978-3-95744-758-6

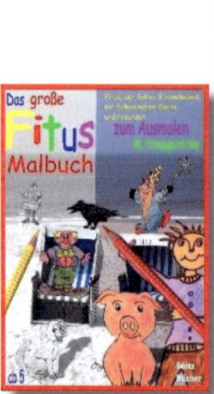

Fitus, der Sylter
Strandkobold
Gute-Nacht-Geschichten

ISBN 978-3-73922-001-7

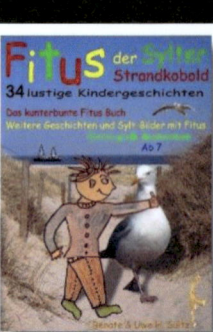

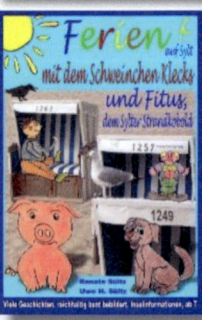